論文を書いてみよう!

諏訪邦夫

WRITING OF SCIENTIFIC PAPERS
KUNIO SUWA

克誠堂出版

はじめに
～本書の狙い～

本書は医師や看護師をはじめとして、医学関係者を対象と考えて執筆しました。内容は、「論文の書き方」で、論文の元となる研究自体のことはテーマとしていません。そちらは領域によって違いすぎ、私の手に余ります。

しかし、「論文として書く材料はできた」場合、その先は領域の差は比較的小さいので、「論文の書き方」が通用すると考えます。

医学生や看護学生は、学生時代に「レポートを書く」トレーニングが比較的乏しいグループに属します。比較のために説明すると、他の学部の学生たちは卒業論文（卒論）を書くのがふつうです。さらに、医学生と同年代の修士課程の学生は、その途中で何度もレポートを書かされ、その上に卒論（修士論文）を書いて修士になります。

一方、医学生や看護学生は、卒業の時点では卒業試験と国家試験に忙しいのが通例で、「論文を書く」テストを課される機会はごく少ないようです。ですから、論文を書きたい場合は医師や看護師の資格をとって仕事についてから積極的に勉強して書き方をマスターする必要があります。

本書の狙いは、「論文を書く内容はすでにある」つまり現在実験や調査が完了に近い、他の論文も少し読んだ、研究会では発表したという段階にあって、「でも論文は書いたことがない」、「論文の書き方がわからないので書く気になれない」という状況にある方々に手をさしのべたいという点です。

この中には、学位論文も含みます。学位論文については、特に項目を設けて少し詳しく述べますが、「ぜひ必要」や「ぜひ書きたい」場合も多いのに、誰でも「初めて書く」ものであり「未経験者」ですから、むずかしいのです。

論文を少し書いたことはあるけれど、ひどく骨が折れたので「もう御免だ」とか「もう少し楽に、じょうずに書きたい」とお考えの方、「前の論文の出来栄えが不満で、こんどはもう少しすっきり書きたい」とお考えの方も読者に想定しています。

本書で扱う論文は、言語は原則として日本語です。英語で書いて英語の雑誌に投稿する問題は除外します。ただし、基本の考え方は同一ですから適用できないわけではありません。ほんの少しだけ英語の問題を扱う章を設けましたが、そちらはまったくの初歩だけです。

本書では扱わない問題

本書では扱わないテーマも書いておきます。本書は、練達の方々を対象とはしていないので、「論文をたくさん書いたのをどう整理するか」は扱いません。それから、どうやって超一流雑誌に載せるか、インパクトファクターの点数をたくさん稼ぐかも問題にしません。

雑誌は多いのに、どれも掲載論文が少なくて嘆いています。読者の方も「おもしろい論文を読みたい」と考えていないでしょうか。それを他人に任せずに自分で書きましょう。

本書を読んで「論文ってこういう風に書けばいいのか」、「材料はそろっているから、これにならって書いてみよう」という方が多く出てくれることを期待しています。

諏訪邦夫

帝京大学

もくじ

序章

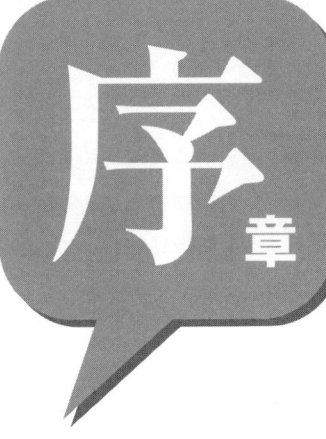

1

世に知らしめるには発表が必要

本書は、研究を論文として発表する方法を説明しており、その際に必要な個々の手順を詳しく述べます。

ところで、最初に「研究をどう考えるか」の問題を少しだけ考察します。

研究をどう考えるか

研究をどう考えるかについて、大きく2つのとらえ方があります。ひとつは、「ビジネスとしての把握」あるいは「職業」や「生活の糧」としてのとらえ方であり、もうひとつは楽しみや遊びとしての把握です。

ビジネスとしての把握の場合、たとえば企業なら商品開発を目指して研究に力を注ぎ、あるいは激しい特許の争奪戦を繰り広げるようです。大学や公的な研究機関でも、科学の最前線での闘いはこれに近いかもしれません。

一方、研究を楽しみ・遊び・芸術活動的なものとして把握する行き方、能力のあるお金持ちの暇つぶしとか、自由な活動というとらえ方もあります。進化論のダーウィンは、親が偉い研究者である程度豊かだった上に、陶器のWedgewoodのお嬢さんを奥さんにして、家計の心配がまったくなかったのだそうです。この点は父親が企んだことで、父親ははじめダーウィンを医師にしようとしましたが、当人に医療に向かう気がなくて博物学に関心が深いので、彼を学者にすべくお金持ちの家系との縁組に腐心したとか。

日本でも、たとえば伊能忠敬は養子として入った家でビジネスマンとしての才能を発揮して傾いていた養家を立て直し、隠居する年代になって自家の運営を子供に任せて後顧の憂いをなくしてからあの偉業を達成したという話です。

話を明確にすべく、2つの極端な例を挙げましたが、通常は「楽しいから行う要素」と「行わざるを得ない」などの組み合わせで進めるのがふつうでしょう。

私の場合、「科学の最前線」にいたことはなく、「特許とプライオリティの争い」からは常に遠い位置にいました。それでも、大学に所属して活動すれば、昇進や立場の保持も重要であり、大学院生や研究生に成果を挙げさせねばなりません。研究費を得る必要もあります。「楽しいから研究する」とばかりは言っていられません。大学で働くとは言っても、臨床医の基本は臨床業務で、研究は仕事の中心ではありません。

成果を世に知らしめる

研究活動が「純然たる遊び」なら、自己満足でけっこうで、成果を世に知らしめる必要はないという主張もありそうですが、研究にはビジネスの側面もあるので、何らかの方法で成果を世に知らしめる必要があります。

「成果を世に知らしめる」方法の標準は2つあり、ひとつは学会・研究会の発表、もうひとつは論文としての発表です。世の中には、学会・研究会で発表しただけで、論文としては発表されないものが多いようですが、この点は容易に想像がつきます。

類似の例で説明すると、「ピアノのおけいこの発表会」でモーツァルトやショパンを弾く人なら、日本だけでも年に何万人もいますが、自分の演奏をCDにして（自分の記念用でなくて）不特定多数の人に有料で配布できる人はそのうちに何人いるでしょうか。ずっと少ない数です。

あるいは、学校で作文を書いたり、クラスの文集をつくる際に文章を書いた経験のある人は多数いても、自分の文章を新聞・雑誌・本にして不特定多数の人に読んでもらえる人はやはり少数に限られます。

ですから、学会発表の数と論文発表の数の間にある程度のギャップがあるのは避けられないこととも言えます。

論文発表がなぜ必要か

それでは、論文発表がなぜ必要でしょうか、学会・研究会での発表だけではいけないでしょうか。その疑問への答は、最近書いた『理系のための上手な発表術』に詳しく記しましたが、簡単に要約します。学会・研究会の発表と論文としての発表とは違うもので、両者は相補う関係にあります。

1）時間の要素：「会の発表は時間で流れる」

学会発表は時間で流れるもので、発表者も聴衆も後戻りできません。聴衆は聴くそばから忘れます。これに対して、雑誌や本は読者が探して読むことが可能です。つまり、発表は一回きりなのに対して、論文として印刷された物は長く残ります。知ってもらいたければ掲載されている雑誌を教えるか、別刷をあげることも可能です。

聴衆側の立場も同じで、発表は機会を逃すと聴衆側からは再現できませんが、印刷物は後でも読めます。時代を超えて読むこともあります。読者の方々も、そのうちに20世紀前半や19世紀に書かれた古い論文を読む機会があるでしょう。

2）受け取り手

第2の要素は受け取り手の差です。口頭での発表は、当の研究会・学会に出席している人が聴くだけです。一方、論文は有名になれば読者が広がります。「他の人が引用する」ことによって、さらに読まれます。この“引用”の問題は後でちょっと考察します。

論文発表は恵まれている

こう考えると、研究者の場合、実はけっこう恵まれた立場にあると納得してよさそうです。研究論文を書いて投稿すれば何かの雑誌に掲載される可能性は高いものであり、一流誌を求めさえしなければ、必ず掲載してもらえるとも言えます。

研究以外の領域では、こんなことは当てはまりません。自分の意見や作品を印刷物にするのは、通常はなかなか大変です。小説を書く人たちは、自分の作品を同人誌以外の一般出版物に発表したいと考え、発表できたらそれだけで喜ぶようです。音楽家や舞台芸能の人たちが、演奏や公演をCDやDVDに遺したいと考えても、実際に発表できるのは少ないようです。

「発表する」こと自体けっこう楽しいことですが、特にそれを後で思い返してみると気分よく思い出すことが少なくありません。

そういう論文発表の機会が得られる点で、研究者は恵まれていると感じます。

〈参考文献〉

諏訪邦夫著「理系のための上手な発表術」講談社サイエンティフィク、東京、 2005

2

ベートーヴェン式で行こう

「論文を書きたいが時間がなくて」とぼやきます。私自身も、以前はそうでした。

論文を書くのに「まとまった時間が必要」か？

論文を書く意欲や資料などもありながら、「時間がない」と嘆くのは「まとまった時間がない」という意味です。細切れの時間は手に入るが、「1カ月ほど休みがとれたら、いやせめて1週間でもよいからまとめて休みがとれたら論文執筆が進むのだが」というむずかしい希望です。

実際、「まとまった時間」が欲しいとは思います。それは否定しません。しかし、「まとまった時間」が本当に必要でしょうか。まとまった時間がないと論文が書けないのでしょうか。

私たちはモーツァルトではない

ある本に、「私たちはモーツァルトではない」というフレーズが書いてあって、はたと膝を打ちました。

モーツァルトやシューベルトは、五線紙に直接作曲したという逸話が伝わっています。「頭の中で音楽が勝手に鳴り出したので、それを楽譜に記録しただけ」だというのです。あるいは、こんな超レベルの作曲家でなくて有名無名の作家でも、原稿用紙にどんどん流れるように文章を書いて、書き直しを必要としなかった人の話も伝わっています。「人物が勝手に会話したり行動し始めて、作家はただそれを記録していっただけ」という話です。

それはたぶん事実なのでしょうが、特殊な例外です。少なくとも、モーツァルトやシューベルトは特別な天才であり、私たちはそうした天才ではありません。論文を書くべく休暇を1カ月とって、田園で過ごすと最後の1週間に文章が自然に流れ出すとでもいうのでしょうか。そんなことはありません。

そもそも、論文をこんな「モーツァルト方式」で書くことは不可能と断言できます。これから詳しく考えて行くことですが、論文は多数の構成要素（コンポーネント）からなっているもので、それが自然に頭に浮かぶということはありえません。

ベートーヴェン式でやろう

ベートーヴェンの作曲の仕方は、モーツァルトとはまったく違っていました。ベートーヴェンは散歩しながらメモ（“スケッチ”と名付けられています）をたくさん書き、そのメモから主題・導入のフレーズ・途中の経過句・伴奏のつけ方など、いろいろな部品を選び、配列を考え、頭の中で鳴らしては組み替え、その作業を繰り返して音楽を完成しました。頭の中で鳴らすだけでなく、実際に楽譜に書き、部分的には10回以上も書き直している例があると記録に残っています。ベートーヴェンの音楽が、このようないわば「構造化」と呼ぶべきスタイルを採用して完成に至っているのは、音楽史上の確定した事実です。

ベートーヴェンも天才ですが、しかしこのベートーヴェンのやり方なら、私たち凡人にもまねできます。完成すべき仕事を細かい構成要素（コンポーネント）に分け、その個々のコンポーネントを作り上げ、最後にそれを組み合わせて全体を仕上げるという作業を行うのです。

これをするには、1カ月のまとまった時間どころか1週間もいりません。時間は必要ですが、細切れの時間を使えます。論文を書く意図で1カ月の休暇をとって、最後の1週間に文章が流れ出すのを待ってもムダです。そういうことは起こりません。それよりも今日手に入る30分、明日の1時間、明後日の30分などを組み合わせて論文を仕上げましょう。

本書は、そういうやり方を詳しく説明していく予定です。ちなみに、本書では、構成要素（コンポーネント）といちいち断らずに「コンポーネント」という用語を使います。

ベートーヴェンは、メモの段階で「どのコンポーネントか」と明確に意識していた場合もあり、はっきりとは決めないままメモだけした場合もあるようです。

モーツァルトは何が特殊だったのか

ところでモーツァルトは何が特殊だったのかを推測してみます。ふつうの人はベートーヴェンも含めて、「メモ」という形式を眼に見える形にしてはじめて、「構成」を考えることができます。しかし、モーツァルトやシューベルトは、それを頭の中でやってのける能力をたぶん持っていたのでしょう。だから、「メモ」という眼に見える形にすることが特に必要でなかったと推測します。

つまり、横で眺めていた人には「モーツァルトの頭の中で音楽が鳴っていて、ただそれを書き留めていただけ」と見えたとしても、実は何日もかけて構成をひねくり回して頭の中で完成したものを、書きとめているのを眺めたので、周囲には「その場で音楽が流れ出た」と見えたのかもしれません。構成にメモという具体的な紙の記録が必要だったのがベートーヴェンであり、それを必要としなかったのがモーツァルトやシューベルトで、その差が彼らを特殊な人種に見せているとも解釈できます。

あるいは、こんなことも言えるかもしれません。

モーツァルトがすらすら書いていた作品は、実は現在ではほとんど演奏されることのない幼稚な、単純な作品なのかもしれません。つまり、そういう簡単な作品や単純なものだから、「頭の中で勝手に鳴り出した音楽を楽譜に記録した」が可能だったのかもしれません。

現在私たちが聴くことの多い後期の交響曲やオペラを書いたのなら、形が残っているだけで数百曲もの作曲を繰り返した後のことだった計算になります。モーツァルトの最後の交響曲は作品番号で500を超えますから。

だから、もしかすると私たち凡人も論文を500編ほど書いたら、その後は、流れるように書けるかもしれません。しかし、生涯最初の論文、あるいはせいぜい数十編以内の論文を書いている人には当てはまりません。

〈参考文献〉

諏訪邦夫訳「学位論文──成功への戦略とテクニック」(SA Thomas. How to Write Health Sciences Papers, Dissertations and Thesis, Harcourt Health Sci. 2000)、総合医学社、東京、2002.

3
文章を書く手順と練習

「論文の書き方」を書くには「知っている事実を記述し」、同時に「事実に対する自分の意見を述べる」ことが必要で、しかもそれを文章で述べなければなりません。そこで、文章を書くことの手順を考えてみます。「そんなことはわかっている」とお考えの方もいらっしゃるでしょうが、でもそう言わずに一応眼は通して下さい。

年寄りの苦情

文章を書く例は、「エッセイを書く」、「日記を書く」、「履歴書を書く」、「小説を書く」、「本を書く」などいろいろありますが、どんなものでも「書く」時には手順が必要です。

ところで、老人は若者に対して、あるいは教師は学生に対して、「文章のまとめ方を知らない」、「文章に論理がない」などと言います。そういうのを聞いたことがあるでしょう。

こういう点、「現代の○○は」と言うのは、実は昔から常に成立していたことで、古来「老人は若者を不満に思うもの」であり、「教師は学生を不満に思うもの」なのです。それに、例外は多々あるとしても、全体とすれば高齢者のほうが若者より文章を書くことに慣れ、経験も積んでいるのは事実でしょう。

ともあれ、「文章を書く基本」をマスターする必要はあります。

文章を書く練習をちょっとだけ

そこで一寸だけ練習してみます。何でもよいから、テーマをひとつ考えて、それに関して「最近の経験(事実)」、「感じたこと」、「考えること」の3つをメモに書き出してみます。実際には「最近は経験していない」かもしれませんが、ずっと以前のことでもよいでしょう。「感じたこと」は感覚的に「感じる」ないし「反応する」ことで比較的単純な記述であり、これに対して「考えること」は少し理屈や論理も入れます。この3つの組み合わせで、ひとつながりの文章ができます。文章は完全に仕上げる必要はありません。一応筋道の通ったものができれば、それで完成です。

まず私が例を3つほど示すので、それをまねて3つくらい書いてみて下さい。ごく短いエッセイを書く感じでしょうか。

［テーマ］（若者から）高齢者への不満

●最近の経験

電車で席をゆずったのに、相手は何も礼を言わずにだまって座っただけだった。

私自身が始発駅で1台待ってせっかく確保した座席だったのだ。

●感じたこと

老人は無作法だ、きたない、くさい、のろい、じゃまだ、自分勝手だ。

●考えること

若者だって疲れている、座席をとるには努力しているのだ。

老人は忙しくないはずだから、混んだ路線を選ばずに座っていける方法を考えるべきだ。

快速電車に乗らずに各駅停車でゆっくりいけば、空いているのだ。

そもそも高齢者に席をゆずる論理が気に入らない。

電車で立っている人がいるのがおかしい。乗客は必ず座れるのが当たり前だ。飛行機では立っている人はいないではないか。

●まとめの文章

つい先日のことだが、電車の中で老人に席をゆずったのに、相手は何も礼を言わずにだまって座っただけだった。私自身が始発駅で1台待ってせっかく確保した座席だったのに、ひとこと挨拶してしかるべきだったが。

その時に感じたことだが、よく若者のことを批判するが、老人こそ無作法で自分勝手ではないだろうか。それに、動作はのろくて、混雑の中ではじゃまな存在である。

電車の座席の問題で言えば、若者だって疲れており、それに座席をとるにはそれなりの努力もしている。一般に老人は忙しくないはずだから、混んだ路線を選ばずに座っていける方法を考えるべきではないだろうか。あるいは快速電車に乗らずに各駅停車でゆっくりいけば空いているのがふつうだ。

第一、そもそも高齢者に席をゆずる論理が気に入らない。電車で立っている人がいるという事実を当たり前として受け入れいるのがおかしい。乗客は必ず座れるのが当たり前とすべきではなかろうか。実際、飛行機では立っている人はいないではないか。

［テーマ］少子化

●最近の経験

結婚のことを聞かれた、配偶者の親に子供をどうするかを聞かれた、少子化の問題の記事を読んだ、少子化で少数の労働人口が多数の高齢者を養うことになるという記事。

●感じたこと

私は子供はいらない。

子供は本当は欲しいが「子供を持ちたい」という気持ちがわからない。

自分のDNAを残したいのは当然だ。

●考えること

日本は人口が多すぎるから人口減少が望ましいからそれに寄与しよう。

社会としては少子化は望ましいとは思わないが自分では子供を何人も持てるとは思わない。

私が大学院生で配偶者も学生だから子供を持てるのはずっと先だろう。

少子化で少数の労働人口が多数の高齢者を養うという考え方自体がおかしい。自分が自分を養うのが原則であって高齢者は高齢者が養うべきだ。

●まとめの文章

数日前、配偶者の親に子供をどうするかを聞かれた。まさか、少子化で少数の労働人口が多数の高齢者を養うことになるから、子供をつくれという意味ではないだろうが。

その際に感じたことだが、私も子供はいらないとは思わない。しかし、それは少し後の問題であって、現時点で「子供を持ちたい」という気持ちを痛切には抱かない。「自分のDNAを残したいのは自然なのかな」と一般論として思うだけだ。

社会構成や扶養の理屈はわかるが、そもそも日本は狭い国土に人口が多すぎるのだから人口減少が望ましい。それに寄与する側にまわってもいいかなと思う。それにこんなことも考える。社会全体としては少子化は望ましいとは思わないが、自分では子供を何人も持てるとは思わない。現時点で、私が大学院生で配偶者も学生だから子供を持てるのはずっと先になるはずだが、すでにふたりとも非常に若いわけではない。子供を育てるとしても、たぶん1人か2人だろう。

少子化で少数の労働人口が多数の高齢者を養うという考え方自体に疑問がある。人間社会は、自分が自分を養うのが原則だから、高齢者は高齢者同士が養うと考えるべきではないだろうか。

［テーマ］著作権

●最近の経験

CDをダビングするのは無料だが歌をサイトからダウンロードするにはお金をとられる。

携帯音楽プレーヤに課金するというテレビ報道を観た。

著作権を死後50年から70年に延長する案の記事を読んだ。

●感じたこと

芸術活動はしっかり保護すべきだ。

音楽にお金を払うのは仕方がない。

携帯音楽プレーヤに課金するのは筋違いだ。

著作権は50年でも長すぎる。

●考えること

芸術活動を保護するのは賛成だが、著作権は本来の芸術家の活動の保護よりは、出版社やレコード会社の保護になっているのではないか。

芸術活動保護は賛成だが、芸術活動をしたいのは人間の根本的な欲求であるから、著作権を手厚く保護しなくても芸術活動が枯渇することはない。

作品の価値を生むのは評価する社会であり、創作者だけのものではないから、著作権を創作者やその周辺だけに帰属させるのではなくて、さっさと世間に渡すべきである。

●まとめの文章

最近、インターネットでときどき歌をダウンロードするようになった。今までは、友人や図書館からCDを借りてダビングしていたので無料だったが、歌をサイトからダウンロードするにはお金をとられる。これはまあ、仕方がない。CDを買って使えばお金がかかるのだから。

しかし、気になることが2つある。ひとつは、携帯音楽プレーヤに課金するというテレビ報道であり、もうひとつは著作権を死後50年から70年に延長する案の新聞記事である。

芸術活動はしっかり保護すべきことに異存はない。だから、音楽にお金を払うのは仕方がない。著作権も存在自体は許してよい。しかし、携帯音楽プレーヤに課金するのは筋違いではなかろうか。それに、著作権は50年でも長すぎると思う。

それで考えたのだが、芸術活動を保護するのは賛成だが、著作権は本来の芸術家の活動の保護でなくて、出版社やレコード会社の保護になっているのではないだろうか。

芸術活動を保護するのは賛成だが、「芸術活動をしたい」のは人間の根本的な欲求である。したがって、著作権を手厚く保護しなくても芸術活動が枯渇することはない。それに、一歩踏み込んで、こんなことも言える。作品を生んだのは、芸術家自身だろうが、それに価値を付与するのは、作品を評価する社会である。つまり、作品は創作者だけのものではない。そんな意味では、著作権を創作者やその周辺だけに帰属させるのではなくてさっさと世間に渡すべきである。

いかがでしょうか。以上のメモはいずれも数行ですが、これをまとめた文章は、いずれも400字は超えているようです。たとえば新聞の投稿用の文章くらいにはなりそうです。

それでは、

[テーマ]

●最近の経験

●感じたこと

●考えること

●まとめの文章

を各自3つほど書いて練習してください。

4

投稿雑誌をどう決めるか

論文を書いて投稿するには投稿先の雑誌を決める必要がありますが、それをどのような要素や手順を考えて決めましょうか。始めからお目当ての雑誌があって決めているのなら、それはそれでけっこうですが、もし決めていない場合にどんな点を考えて雑誌を決めるかを少し検討してみます。

投稿雑誌決定に考える要素

投稿雑誌を決める際に、どんな要素を考えるかを検討します。

専門との関係：自分の専門領域と投稿の領域とは1対1に対応するとは限りません。私自身は麻酔科医ですが、麻酔関係の雑誌に投稿することは必ずしも多くはなくて、論文の内容によって、麻酔以外に、呼吸関係（内科系や生理学の雑誌）、検査の雑誌、循環関係、コンピュータ関係、臨床工学系などに投稿先を使い分けていました。

論文の内容と読者のレベルとの関係：論文の内容と同時にレベルも関係します。高度な専門家に読んで欲しいか、むしろ研修医や比較的経験の乏しい医師や医療関係者を対象にするかです。「研修医対象だからやさしくて書きやすい」とは必ずしも言えません。知識のない人たちに情報を伝達するのは、一般にはむずしいものです。

発行部数：医学雑誌には、日本語のものでも発行部数1,000部未満のものから、数万部のものまであります。部数の多いものは、掲載もむずかしいのがふつうです。「どれでもいいから発表したい」という意味なら、発行部数の少ない雑誌を選ぶやり方もあります。

学会誌と一般商業誌：医学雑誌は、学会発行の学会誌と出版社が商品として発行している一般商業誌とに分かれます。学会誌は一般にはレベルが高く、審査もやかましいものであり、一方一般商業誌には審査がゆるくて載せやすいものもあります。学会誌は会員数だけ発行されているので、見かけ上の発行部数は多いけれど、実際にはあまり読まれないとも聞いています。審査の難易と評価とはある程度は平行します。

どの時点で決めるか

論文執筆にかかる時点では、投稿先を一応決めておくのが妥当で、そのほうがイメージがはっきりして仕事が進めやすく、各種の書式も明確になります。ですから、「一応決める」のが望ましいとは言えます。しかし、現在のテクノロジーのもとでは、技術的な書き直しは容易ですから、一度定めた投稿先に固執する必要はありません。

雑誌を決めたら、投稿規定を入手してよく読んで、それにそって書くようにして下さい。一部の雑誌は、そのホームページや、あるいは下記の頁（サンメディアの学術雑誌投稿規定集のページ、http://www.sunmedia.co.jp/kitei.html）から投稿規定を電子的に入手できます。

論文を書いて投稿することに慣れてきたら、別の項目に挙げた「雑誌を3つ」の作戦を採用するのも面白いやり方です。もっともこの点は、「日本語で書く」点に限定する限り、あまり重要ではないとも言えそうです。

「投稿が少ない」と嘆く一方で

最近の雑誌の動向ですが、「投稿が少ない」と嘆く一方で、投稿基準をどんどんむずかしくする方向に変更しています。こういうのをどう解釈すればよいのか理解できません。この点は、学術雑誌（学会誌）も商業誌も同じ道をたどっています。

まあ、こういうのはいろいろな意味での社会の矛盾と似ているので、たとえば「若年者が子供をつくらない」と嘆く一方で、各種の教育年限をどんどん引き上げているのも矛盾しています。この数年だけみても、医師（研修年限の延長、論文博士を廃止して大学院を強要している）、看護師（大学が増えている）、薬剤師（4年制から6年制に延長）、弁護士（大学院の強要）など、どれも世に出て定期収入を確立して家庭をもつことをむずかしくする方向へと変更しています。

5
日本語論文の意義は専門医の資格に

だいたい1990年頃からのことと記憶しますが、大学の環境で、「インパクトファクター（IF：Impact Fctor）を強調する時代」になりました。そうなれば、論文を書く人たちがIFをほしがるのも無理はありません。

しかし、IFに価値があるのは、ひとつは自己満足であり、もうひとつは教授の選挙くらいのものです。でもそもそも今の時代、本当に教授になりたいのでしょうか。

専門医の資格のため

本書は、「論文を何とか書きたい、それも日本語のものを」という狙いですから、「IF狙いの方」を始めから対象外としています。でも、そうなると日本語で論文を書くことに何か意味があるでしょうか？ もちろん「文章で発表」するという自己満足は重要な要素ですが、でも他に何かあるでしょうか。

あります。それは専門医の資格です。この専門医の資格に論文発表が要求されているというのが、論文を書くことの大きな要素であり、この点には日本語の論文で十分に価値があります。

「専門医の資格に論文が要求されるのはおかしい」という議論もあり、私の気持ちにもそれに同調する要素もありますが、その点はテーマが別なのでここでは議論しないでおきます。学会の規定する専門医とその基準を一応みとめて、とにかく論文を書こうということにします。

要するに本書の立場は、「とにかく論文を書きたい」、「書く必要がある」ということを認めて、「そのためにはどうすべきか」を検討することです。

専門医の資格に要求される論文

ところで、論文にはいろいろなスタイルがあります。原著論文以外に、「症例報告」、「短報」、「解説」、「総説」などもあり、大部分の専門医の資格では、重み付けは違う場合が多いでしょうが、こういうものも「業績」として認めている場合が多いことは知っておいて下さい。

6

学位論文が特にむずかしい理由

本書を手にしている方の中に、通常の論文ではなくて「学位論文を書く」立場の方がきっといらっしゃるでしょう。あるいは、「学位論文を書かなくてはならないのに、うまく進まない」と悩んでいらっしゃるかもしれません。その学位論文を何とか書き上げる基本の考え方を述べます。

学位論文はなぜ書きにくいか

学位論文がなぜ書きにくいかを考えます。学位論文用の研究自体は終了してデータは集まり、関連の文献も十分に読み、学会・研究会でも何回か発表もしているのに、学位論文がどうしても書けないという人が少なくないので、それはなぜかを検討して、どうすればその状態を打破できるかを考えます。2つの事実がすぐに思い当たります。

1) 学位論文執筆は経歴の始めのほうにくる

学位論文を書く作業は、たいていの人で経歴の始めのほうで登場します。「論文をあまり書いたことがない」状態で、学位論文を書かねばならないから書くのがむずかしいわけです。

2）学位論文は誰でも一生に一度しか書かない

ほとんどの場合に学位論文は一生に一度しか書きません。つまり、誰でも経験のない作業を行うのです。外国で書くとか、複数の博士号をとるなどの例外はありますけれど。

経験がないだけでなくて、「二度と経験できない」「一生に一度のこと」と意識するので、「自分のもっている理想像を一挙に実現」しようと考えます。「一世一代の論文」を書こうとか「後世に残る大論文にしたい」と考えることもあるでしょう。そういうのは、はりきる要素にもなりますが、金縛りになる要素でもあります。

大袈裟に考えるな

「100年間生き残る論文」は、世の中にもちろん存在はします。例えば、フィックの原理の論文は1頁強の小品で、1870年に書かれました。ボーアの「ボーア効果」の論文はそれよりは長い10頁ほどの論文で1904年に発表されました。あるいは、長井長義氏がエフェドリン発見を報じた（実際は三浦謹之助氏が書いた）論文は、1887年に発表されていてこれも1頁です。ですから、100年以上も生き残る論文もたしかに存在はします。しかし、その間に忘れられた論文や、新しい知見で意義を失った論文はその何万倍、何百万倍もあります。

公平に見て、「100年間生き残る論文を書く」のは不可能と考えるのが現実的です。そうして、上の例ではボーアのものを別にして他の2つは1頁です。

「一世一代の論文」と考えると「金縛り」になって、書けなくなります。そうではありません。論文なんか、後になれば多数書くのです。100くらい書く人は少なくありません。1,000を超える論文を書いた人もいるといいます。

そもそも、自分が論文を読む時のことを考えてみるとわかる通り、誰でも知っていて誰でも読んでいる論文と、知っている人や読んでいる人の少ない論文とを比較すると、後者のほうが断然多いはずです。つまり、読者の書く論文も私の書く論文も、後者のグループに属することになります。それでも、少ない人が読んでくれる訳で、それが論文の価値です。

気楽に書きましょう。

自分の持つものを書く、持っていないものは書けない

「ない袖は振れない」という言葉がありますが、私たちが論文を書くときも身についているものは書けるけれども、身についていないものは書けないと考えて間違いありません。「持っているものを書く」のが基本です。「現在の自分を表現する」以外にはできません。

「大傑作を書く」のが大変なのです。「大傑作を書

く」能力がないのに、それを何とか達成しよう、それによって自らを納得させよう、見栄をはろうとするからむずかしいのです。自分にないものを表現することは不可能で、自分の能力を大幅に超えたものを実現するのも不可能です。

そうでなくて、「今、書けるものを素直に書く」のならずっとやさしいのですが、そもそも私たちは「現時点で持っているものを示す」ことしかできないので、その点を認識すればずっと楽に行動できます。したがって、こう結論して納得しましょう。

「学位論文は、誰でも一生に一度しか書かないから、立派なものを書こうと思い過ぎる。でも、論文なんて一生のうちには何十編も、もしかすると何百編も書くのだから、学位論文だからと特別に畏まって構えることはない。軽い気持ちで、さっさと仕上げてしまおう」と。

そういえばある本に、「大学人で、学術的大傑作書を書こうとする人は多いが、実際に書き上げるのはごく少数」とありました。実際、「書きたいと考えながら書けない」人がいるのは事実ですが、その理由は学位論文の場合とまったく同じで、「学術的大傑作」を書こうとすれば、大上段に振りかぶり、いろいろと調査をつくし、資料をファイルし、思索を詳しくメモに留め………と完璧に準備しようとするからです。そんな作業には終わりがなくて、永遠に続くものです。いつまでたっても、執筆の段階まで進みません。

「学術的大傑作」か否かは別として、たいていの本は「あらためて調べなくても良いくらいにわかっていることだけを書こう」という態度で執筆されています。

「学位論文を書きたくて書けない」のは論文をほとんど書いたことのない段階の人で、「学術的大傑作を書きたくて書けない」のは論文は多数書いたが本は書いたことのない人という差はありますが、「書けない理由」は共通しています。

「自分にわかっていることだけ書く」のなら可能ですが、天才ではない凡人が「世の中をあっといわせるような大作」を生むのはしょせん無理で、それよりもとにかく「自分レベルでの出力」は達成しておく、と考えましょう。

小説家とピアニストの苦労

出力するには機会が必要ということを検討してみます。

小説家とピアニストの場合

小説を書く人は、日本全国で少なくとも10万人以上いる由です。その中で「同人雑誌でない一般誌」に発表できる人は1,000人程度で、つまりその比率は100人に1人ということになります。

こうした数値の関係は、小説に限りません。日本の音楽大学のピアノ科は、全国で毎年5,000人の卒業生を送り出します。20代の前半で卒業してそこから60歳を過ぎるまで、つまり大学卒業から40年間ピアノを弾くとすれば、日本には20万人の「ピアノ弾き」がいる計算です。その中で、ピアノを人前で演奏するのを職業として成立させている人は何人いるでしょうか。100人くらいはいるでしょうか、「人前で演奏する」を広く解釈すれば少し多くはなるでしょうが、それでも1,000人はいないでしょう。20万人中1,000人は、200人に1人ということになります。

私は音楽好きですが、素人ですから技術的なことをやかましく云々する能力はありませんが、それにしても「超一流」とされるピアニスト（CDをたくさん出している人たち）としっかりした一流ピアニスト（CDはほとんど出していないが定期的にリサイタルを開く人たち）の間に、技術でも音楽性でも明確な差をみとめません。むしろ、後者のグループの一部が偶然も含めて何らかの要因で前者のグループとして跳び出すと解釈しています。ピアニスト間の競争はそのくらい激しいのでしょう。

それでこんな面もあります。リサイタルも経済的には大変で、「一流とみなされる」人でも、500 人の会場で入場料は 4,000 円くらいですから、満員になっても 200 万円です。それで会場費やピアノの調律や広告や各種の手間にかかる費用をまかなうと、赤字になることさえあるようです。入場料が 2,000 円なら確実に赤字でしょう。要するに、本職のピアニストでさえ発表に「お金を払っている」場合も多いようです。執筆者たちがお金を出し合って、同人雑誌を出すのは言うまでもありません。

出力の機会

それで気づいたことですが、出力には機会が必要で、機会がないと出力できません。入力や処理は自分で自由勝手にできますが、出力には相手が必要であり、それだけに出力の機会は乏しいもので機会は貴重です。

しばらく以前のこと、知り合いの先輩が不満を漏らすのを伺いました。この方は、現在でも学会に出席されて勉強され雑誌もよく読んでいらっしゃるようです。しかし、「そうした知識を使う場がない」とおしゃるのです。高齢になって教育の場からは引退しており、文章を書いて発表する場や機会もないのが残念だというのです。知識を要約して解説する能力に優れているのですが、その能力を発揮する機会がないのが不満なようでした。

そんな他人の問題でなくて、もっと簡単に自分のことでも説明できます。私は麻酔科医としての活動の他に、現在は英語教師と臨床工学の教師をしています。後者は特に骨が折れます。内容は一応は頭の中にはありますが、人に教えるには正確でなくてはなりません。しかも、それをスライドや講義案としてまとめて講義するのは、ほとんどのテーマで初めての経験で、パワーポイントファイルを作るのと配布資料をつくるのも大変です。

しかし、逆に言うとそれだけ満足感は強いと感じます。

論文発表は、「どこかに発表できる」という点で恵まれています。

第1章

論文を構成する要素と技術

1

論文は「目次」から書く

まず、論文を構成する要素と、それをまとめる技術を検討します。

論文を書く際に、どこから手をつけるでしょうか。人によっていろいろですが、私が一番合理的と考えるやり方を説明します。

目次作成が最初の仕事

最初に目次の項目をつくりましょう。これは「一応作成」という意識でよいので、「最終的な目次をこの時点でつくる」とは計画しません。あまり細かいことは書かず、簡単な目次をつくります。自分で適当につくってけっこうですが、面倒だったりうまく考え付かないなら、とりあえず図表1に書いたリストを目次として下さい。序論、方法、結果、考察、結論という5項目からなる簡単なもので、論文の標準的な基本構成です。

中身はここには書き込みません。なお、前に一度出てきましたが、この5項目のようなものを呼ぶのに本書では「コンポーネント」という用語を使います。日本語では「構成要素」という意味ですが、カタカナ語のほうが意味が明確なのでそちらにします。

目次の紙と中身の紙をつくる

ひとつ考えることがあります。それは紙に書いて作業をするか、パソコンで作業をするかの選択で、どちらでもよいし、一応紙ではじめて途中からパソコンに移行することもできますから、無理に最初に決める必要はありません。

紙を使うとすれば、ルーズリーフの用紙が使いやすく、通常はB5ですが、少し大きいA4も使いやすいものです。

目次自体は、1枚の紙に書いてください。パソコンなら1つのファイルです。そうして、目次の各項目、たとえば「結果」は、別の紙につくります。パソコンでも別のファイルにします。

各項目の紙は、見やすいようにすぐみつかるように、たとえば大きく見出しをつけます。そうすると、図表1に書いた目次の5項目を書いた紙が1枚と、それに対応した見出しの紙5枚の合計6枚ができます。

各項目の説明

これで論文の基本構造ができました。一応、念のために各項目を説明します。目次の説明は省略します。

序論：論文の出だし、「何のためにこの研究をしているか」、「この論文は何を狙っているか」

【図表1　目次とするリスト】

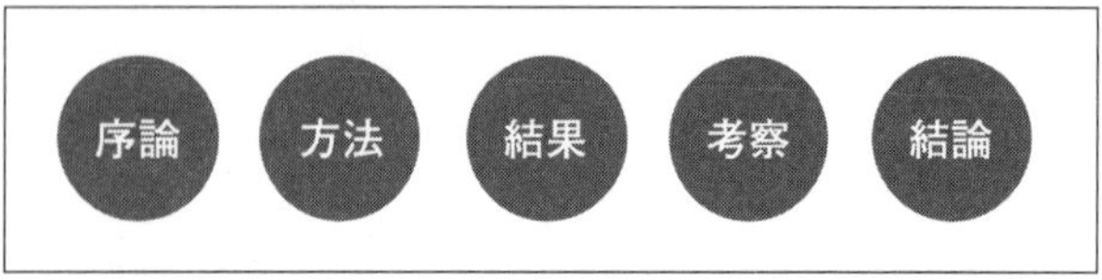

方法：どういう方法や手順で行ったか。

結果：研究の結果、何が判明したかの。事実を具体的に書く。

考察：問題自体や方法の妥当性などを議論する。

結論：論文の最終結論。

対応する項目の部分は、すぐ書く必要はありませんが、気がついたことがあれば、そこにメモする作業を開始します。しかし、文章にはしないで下さい。

目次を詳しくする

図表1の5項目だけでは、論文としては不足ですから詳しく作り直したいので不足分を追加します。加えた要素は図表2の5つで、それに対応する別の紙あるいは別のファイルを作ります。これで目次の紙と、見出しのついた各項目の紙が10枚で、合計11枚できたはずです。新しい項目を少しだけ説明します。

タイトル：論文のタイトルです。今決める必要はありませんが、もし案があったら、対応する紙にメモして下さい。ただし、今の時点で「決めてしまわない」ように。

【図表2　図表1に次の項目を追加して合計10項目になる】

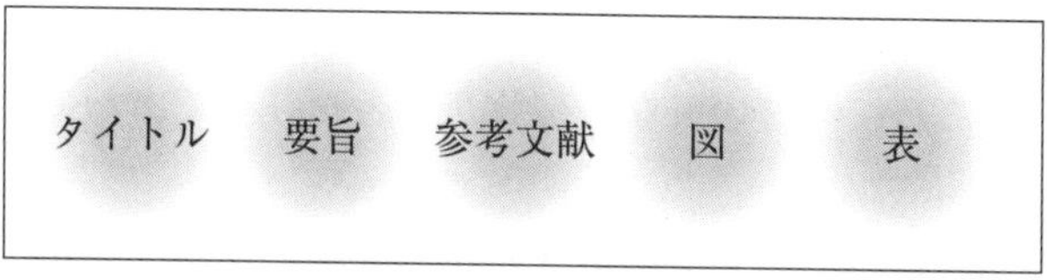

要旨：論文全体を短くまとめもので、書くのはずっと後になるはずです。

参考文献：すでに読んである論文があれば、対応する見出しの紙と一緒にまとめてもよいでしょう。

図：案があれば、メモを開始してもよいでしょう。図は手間がかかるので、念を入れます。

表：案があれば、メモを開始します。

トップダウンとボトムアップ：全体の構造を意識

ものをつくる手順や、組織作成の手順で「トップダウン式とボトムアップ式」ということを言います。論文執筆にもこれが当てはまります。今行っている目次をつくる活動が「トップダウン」であり、各項目の内容つまりコンポーネントをつくる活動は「ボトムアップ」で、そちらはこれから詳しく説明します。

このトップダウンとボトムアップの両者を組み合わせながら、論文を完成に導きます。具体的に言うと、一方で個々のコンポーネントに充実した文章を書くように努力しながら、それが論文全体のどれに当たるかを明瞭に意識して進めます。

それを忘れると、Aのコンポーネントを書くつもりで、実は次のBの部分まで書き込んでしまったり、どちらにも書いてない部分ができたりしてあわてます。

したがって、全体構造を決める際に、必ず全体を網羅するように注意します。これがトップダウンの作業です。ここをしっかり行えば、個々の部分を書く作業は機械的に進めることができます。

だらだらと書かないで

まだ文章を書き始めないで下さい。たとえば、「序論」という項目を書くと、そこを書き始めたくなるかも知れませんが、その説明はまだしていません。読者は、序論の書き方を知らないはずです。「序論」に何を書くかはルールがあり、それを知らないで書いてはいけません。

それに、もっと重要な問題があります。文章を書く際には、「メモを書き留める」のはいくら行っても良いけれど、文章自体を書くのはなるべく遅くして欲しいのです。理由は、メモを見ながら頭の中で考えたり、メモに加える事柄を思い浮かべたりしているうちは、思考は自由で幅がありますが、一度文章にしてしまうと思考が固定して、そこから抜け出せなくなるからです。

つまり、思考はなるべく頭の中でもやもやさせておき、忘れたくなければメモにして、メモを充実させます。もし、今までに書いた文章があったら、その場所に貼り付けておきますが、それはメモ扱いで最後もその文章のまま使うかは決めないので、切り刻んでしまってもかまいません。

実際の研究の途中で、気のついたメモをつけることはあるでしょう。そういうものは、論文の「方法」や「考察」の一部になるかも知れません。しかし、それもあくまでもメモです。「論文を書こう」「論文にまとめよう」と思い立って書く時にはぜひ「目次」をつくるようにして下さい。

研究プロジェクトの利用

論文は研究が完了してから書き始めるのがふつうのやり方ですが、資料はその前にそろい、内容の一部は研究進行の段階で書けるかもしれません。その中で特に有用なのは、計画の段階で書いたものです。「研究プロジェクト」として書いてあるかもしれません。

研究の計画がしっかりしないまま、研究がどんどん進んで論文を書く段階にきてしまう例もあるでしょうが、研究の計画段階で、その計画自体を文章にしていたらそれを利用します。たとえば、指導教官に提出した書類や研究費を申請した書類などです。これは論文の骨格になる可能性があり、一部はそのまま論文の一部となる場合もあります。

たとえば、研究の目的、歴史的考察、他の研究者の仕事の概観、予定している実験手順などは、実際に研究に着手する以前にある程度できているかもしれません。使っている研究の手段も機器・動物・処理の仕方などが書いてあるかもしれません。

論文を書くことに慣れたら、研究が進行したが完了はしていない段階で書けるところは書いても良いのですが、それはまあ特殊です。

目次の頁に「充実したメモができている」というマークと、「文章自体が完成している」というマークとの2種類を決めておいて、「この項目のメモは十分で文章を書く準備が完了に近い」とか「この項目はすでに文章が書けた」というマークをつけるのもよいと思います。

図表のリスト

載せたい図と表を考えます。図表はぜひ必要です。なぜ必要かは、後で説明しますが、とにかく今書こうとする論文に何点必要かを考慮します。

最低で3点、最高で10点とします。領域や特定の論文の内容に依存することで例外はありますが、一般には極端に少ないのや、その反対に極端に多いのは疑問で査読者（審査担当者）にも疑問をもたれます。

当然のことながら、どこにでも載っているような図表、教科書に載っているような図表を載せてはいけません。たとえば、使った薬物の化学構造の図、分子量・使用量・極量・濃度といった情報は、その論文の特有の問題に限定します。

目次の具体的な項目は、次の「コンポーネント」のところで述べます。

IMRADとは

論文の骨格の議論に“IMRAD”という常用語が登場することがあるので、説明します。「決まり文句」とか「決まった手順」というような意味に使います。“IMRAD”は「イムラッド」と発音し、論文の基本構成のことで「序論 Introduction」、「方法 Methods」、「結果 Results」、「そうして and」、「考察 Discussion」との4部構成を表現する単語です。

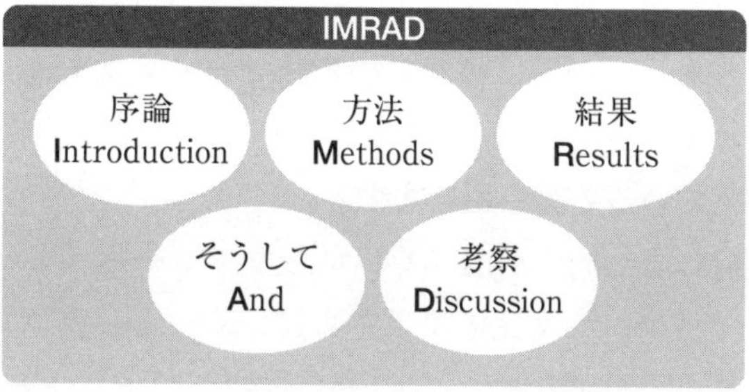

2 投稿論文のコンポーネントは30以上

「ベートーヴェン式で行こう」と題した項目で、論文執筆の作業をコンポーネントごとに分ける点を述べました。さらに前の項目で、「論文は目次から」作り始め、その目次の各項目にはコンポーネントをあてることを述べました。ここでは、それに関連してコンポーネントの数を具体的に数えてみます。

論文投稿は数多いコンポーネントからなる

今、論文1編を書き上げて投稿すると仮定します。前の目次の箇所には、項目を10個としましたが、もう少し念入りに数えてみると、実に30以上もの多数のコンポーネント（部品）から成立しています。もっとも、この中には通常の意味での「論文を書く」だけでなくて、「投稿する」までのすべての手順を数えている要素もあります。

前に書いた“IMRAD”ならコンポーネントは4つですが、論文完成にはさらにいくつも必要です。それを列記すると、すでにみた「要旨」、「タイトル」、「参考文献」、「図」、「表」のほかに、「著者と所属のリスト」、「謝辞」、「科学研究費などの研究費の記述」などが論文本体の部分として必要です。さらに、投稿に際しては、「投稿につける手紙」、「著作権移譲の書式」などが必要で、これでコンポーネントがすでに14になりました。

各コンポーネントをさらにいくつかに分割

上記の14コンポーネントの一部は、さらに細かい部品に分かれます。各項目で詳しく説明するように、大体の数として、序論が3つ、方法は7つ、結果が3つ、考察も最低でも4つは必要です。そうすると、コンポーネントは14＋2＋6＋2＋6＋3＝33になります。

この数は、詳しくは論文毎に増減するので正確に一致はしません。しかし原著論文で20以下で済むことはごくまれです。日本語の論文では、さらに「英語の……」という要素が加わります。つまり、「英文抄録」、「英語タイトル」、「英語著者名」、「英語の所属名」などが必要で、それがリストに加わります。

論文1編が、こうした小さい多数のコンポーネントから成立することを明確に認識して下さい。上記のリストを自分の目次やパソコンに書き写すときっと有用でしょう。

「論文を書く」には、この各コンポーネントを作り、それを組み立てます。ベートーヴェンがソナタや交響曲を書き上げるのと似ています。

3
実際に必要なもの

論文の執筆にはいろいろな資料が必要で、それをなるべく集めておきます。資料がないと仕事が進みません。もちろん、資料を集めるのは実際に書く作業を開始してからでもかまいませんが、あらかじめ集めておくと途中で止まったり停滞することが少なくて仕事の進みが速くなります。

具体的に必要なもののリスト

図表2に、集めておくもののリストを書きました。でも、私のリストは他の領域の方には当てはまらない部分もあるので、その部分は各自で充実させてください。

論文の別刷とコピー：論文は、参考文献として直接引用する論文だけでなくて、後にも述べる「文章の模範として使いたいもの」も含みます。

参考書：書籍の場合、本全体を手元において栞（しおり）やタックシールでマークするのも一法ですが、必要な部分だけコピーしたほうが便利な場合もあります。特に大判の本や貴重な本はそうです。その都度、図書館に借り出しにいくのではなくて、必要部分はぜひコピーして手元におくようにします。

記録の効用

ここで、「記録の効用」ということに触れます。記録したものが実際に役立つ度合いも大きいのは事実ですが、それだけでなくて「記録した」という記憶が、その記録の発掘を容易にする要素もあることを承知しておきましょう。この点は「メモをとる」操作にも当てはまることで、メモ自体も役立ちますが、「メモした」記憶が、そのメモの発掘を容易にし、またメモの過程でしっかりと記憶を固着させる効果もあります。

一つのやり方：パソコンに集める

絶対必要なことではありませんが、私のやり方はパソコンを徹底的に使います。資料を全部パソコン内に集めます。論文は最終的にはパソコンで執筆するのですから、そのほうが便利です。そうするとすべての資料がいつでも参照でき、特定の場所に行かないと仕事ができないということはありません。参考文献の抄録は電子的にパソコンに取り込め、参考書でさえも少ない分量ならスキャナーを使って採取して場合によってはOCRでテキスト化します。

私の場合は、パソコンはノートパソコンであり、それをほぼ常に携帯しているので、「いつでも」「どこでも」当の仕事にかかれます。それを他の方々に強いたり強く勧めたりする気持ちはありませんが、私のやり方として参考のために記述します。

【図表3　集めておくもののリスト】

●**参考文献の論文の別刷とコピー**：全部引用するとは限りませんが。

●**参考書と当該部分のコピー**

●**対象とした動物（患者）の情報**

●**今回の論文のデータ**：論文の基礎となるもので、大きな表の形に整理すると便利です。

●**研究のメモ（日誌）**：実験や観察で研究を進めて行く際は、日誌をつけます。さらには、研究の進行中に個々のデータを記録しておきます。記憶も大切ですが、記憶だけに頼らないで記録もしっかりしていたほうが便利です。

●**使用した装置の情報**：正確な名前、機種と型番、製作会社

●**使用した薬物の情報**：名前と商品名と量、製造と販売の会社

4
論文を書くプロセス：コンポーネントごとに手を加える

論文を書く際に、「小さいが数多くのコンポーネントからなる」こと、「その各コンポーネントを作り上げることによって全体を構成する」という点を明確に意識して下さい。

コンポーネントに分ける効用

あらかじめ細かく分けておくと、ひとつひとつのコンポーネントを作るのはずっと楽になりそうだ、という点は何となく感じられるでしょう。

たとえば、「序論全体」は手をつけにくくても、個々のコンポーネントなら書けるのがふつうです。あるいは、「方法全体」を書くのは大変ですが、「研究対象」、「研究の場所」、「施設の承認」、「使用機器云々」など個別に分けるなら、そこだけはすぐ書けるという気持ちになれるのではないでしょうか。そういう風に作っていくと、何が不足かも明確になるので、その不足分を補う作業をします。

このやり方が優れている理由

こうしたコンポーネントに分けていくやり方に

は、大きな利点が2つあります。第1は、ひとつひとつの作業は小さいので短時間で済むから、細切れの時間が使える点であり、第2は個々の作業の狙いが明確なので、その実行に「頭をあまり使わなくて済む」つまり「筋肉労働的な仕事で済む」点です。

コンポーネントによっては、すでに完成していて、単にはめ込むだけで完了するかもしれません。たとえば、使用機器の型番や使用した薬品の名前と製造会社は判明しているものですから、それはすぐに書けます。対象つまり測定対象とした患者の血液や、動物の種類と数なども判明している場合が多いでしょう。

コンポーネントに分けることの効用は、このように個々のコンポーネントを作り上げるのが容易な点にもありますが、さらにもうひとつ、どのコンポーネントを全体の構造のどこにはめ込んだら論理的かを意識して仕事を進めることが可能な点です。

コンポーネントを明確にして、その構造に添って書いていくと、冒頭からどんどん書いてしまう場合よりも、構成が論理的になりやすいのが利点であり、さらに気に入らない場合も「どのコンポーネントが気に入らないか」が明確になりやすいので、修正するのが容易です。

さらには、構造全体が気に入らなければ、構造に手を加えるのも論理的に進められます。

構成がしっかりしている効用

前の項目でコンポーネントを数えましたが、そもそも目次で「論文の構成」を明確にしました。

これは重要な問題です。“IMRAD”は、「誰でも論文は同じに書いて独創性がない」という悪口にも使いますが、一方で「論文の書き方の基本ルール」を示していて、書く立場からも書きやすく、さらには発表された論文を読む立場から見ても、どこをみれば何が書いてあるかが明瞭だから読みやすいのです。

ですから、論文を書く際は、是非とも構成を意識しながらコンポーネントを書くようにします。「部品をはめ込んで使える」とは、全体を意識して、その構造を考えるからこそ可能なことです。私たちが論文をコピーして、それをファイリングキャビネットのどこかに分類する場合、妥当な箇所にファイルできます。それは自分なら分類の原則がわかっているからできます。しかし、新しく雇われたばかりの秘書は、分類の原則を知らないのでどうすべきかわからないことでしょう。でもその秘書に、分類の構造を明らかしてあげれば、容易にはめこめるようになります。

全体の構成を明確にして、そこへコンポーネントをはめ込むというのはそんな意味です。

コンポーネントに手を加える

各コンポーネントは、このように単純な部品ですから文章化しやすいのですが、それでも重要な要素を落とさないように注意して下さい。そうして、メモを並べ骨格をつくります。

こうして、コンポーネントの骨格ができあがったら、そのコンポーネントを実際に文章化します。小さい文章ですから、さほどの苦労はいらないでしょう。

5 論文に書いてはいけないこと

論文には、「こういうことは書かない」というルールがあるので、それを説明します。大体は常識的なことですが、その常識にあまり幅を持たせると、自分では許されると思っていることが非難の対象となる場合もあるので、注意が必要です。

引用と独創性について

他の研究を引用して考察したり議論するのは、原則として許されることで許可も不要ですが、図表の拝借は不可です。手を入れて載せるのも許されません。図表には著作権があり、単独で「独創性」を認められています。原著論文は独創性を主張するものなので、他人の独創性を借りることは許されません。許可を貰えても、原著論文では行うべきではありません。参考文献として言葉で詳しく述べるのは許されますが、好ましいことではありません。

自分の論文の「幅」について

1. 注意を要するのは、研究の解釈の拡張し過ぎと次の研究の約束や予測です。

たとえば、

例：「本論文には載せなかったが、実は○○の手法を使って類似の研究を進めており、次回はこの結果を発表する予定である」

と書くとします。

原稿がそうなっていると、それを読んだ論文の査読者は「それならそちらの結果が整ってから論文にして欲しい」という気持ちになります。それに、上記の記述は予備実験的なものでしょうから、本実験では予測の通りにならないかもしれません。

もっと危険なのは、こういうことが書いてあると、実験条件に恵まれている人が、さっさとそれを行って発表してしまうかもしれません。

2. 未来を予測するのも危険です。

例：「本研究結果に基づき、本法は数年以内に中核的な手法として広く採用されると予測する」

こういうことを書きたくなる気持ちは理解できますが、研究論文は「結果に基づく」ものであって、未来予測はしないルールです。

3. 特定の方法や手法の推薦は不可

例：「本研究の結果に基づき、○○に対しては、××のやり方を勧める」という書き方は避けるのがルールです。

たとえ、当の研究が「××のやり方」が優れていることを示したとしても、他のすべてのやり方を比較したわけではありません。あるいは、「当の研究に使ったパラメーターを基準にした場合に」そうした結果が得られたのであり、それはそれで事実としても、「全体として優れている」とか「すべての条件で優れている」とはいえないかもしれません。

もうひとつ、「推薦する」と言われて、読者がそれを採用するには読んだ人が納得してフォローする心理的プロセスが必要です。研究の内容を「事実として受け入れる」のと、「具体的に行動に反映させる」のとは別の問題です。「君の主張は理解するが、君の言う通りにはしない」というのは日常行為としてよく起ることです。「俺の言うとおりにしろ」と主張するのは、僭越というべきでしょう。もしかすると査読で訂正を要求されるかもしれません。

他人への言及に注意

1. 特定の論文や研究者の批判、特に感情的な非難は避けるようにして下さい。

例：「○○の論文にはAと書かれているが、本研究の結果から見てそれは根拠がない」

この文章はおそらく論理的におかしいでしょう。「○○の論文にAと書かれている」のは、その当の「○○の論文」の研究に基づくものであり、今回の研究の狙い・手法・ポイントなどが異なるなら、結果が異なることは不思議ではなくて、むしろ当然です。

2. 特定の論文や研究者の仕事の一部を批判したいからといって、その論文やその研究者の全部を否定するような言い方をするのは危険です。

例：「○○の論文にはAと書かれているが、本研究の結果から見てそれは根拠がない。○○の研究はいろいろと疑わしい」

こんな書き方は絶対に避けるべきです。科学的にも許されませんが、純粋の社交術としても、わざわざ敵を作ることになって損です。

確立したとされている事実を本当にひっくり返すほどの内容の論文なら別でしょうが、その場合はわざわざ1つ2つの論文を引用して考察するべきではないでしょう。誰でも納得する一般的記述を書いて、それをひっくりかえすか、あるいは歴史上の大人物の主張を打ち破る時は別です。

家族や近親者への謝辞

論文の謝辞は、学術的な協力者・論文製作の協力者に留めます。両親や配偶者への謝辞は書かない習慣になっています。

書籍の場合は、両親や配偶者への謝辞も許されていますが、たぶん、「論文発表は公的な活動だが、書籍執筆は私的活動」という認識のゆえでしょう。少なくとも「論文発表と書籍執筆とを比較すると、前者は公的活動の色が強いが後者は私的活動の面が強い」とは、多くの人たちに共通の認識です。

類似の感覚に基づくものでしょうが、書籍なら特定の人に「献呈」することはありますが、論文を特定の人に「献呈」することはしません。

第2章

コンポーネントをつくる技術

1

積極的にまねをする

この章は、実際に論文を書くにあたって、各コンポーネントをどのように作成するかを説明します。

具体的に文章を書くに際して、「積極的にまねをしよう」ということを最初に述べます。「まね」は勧めるべきもので、避けるべきものではありません。言うまでもありませんが、他人の論文を「写す」のは剽窃ですから、長い文章を写してはいけませんが、剽窃とまねは違います。

モデル・模範を探そう

他人の論文を「モデルや模範にする」という行為は避けるべきどころか、ぜひ行うべきです。論文を書くことは、「書く」面についてはしょせん同じことの繰り返しですから、似たような研究をしている論文や、似たような方法を使って分析している論文、自分が読んで気に入ってまねたいと感じる論文が存在する可能性は高いものです。

それを探しましょう。あるいは、探すまでもなくすでに知っているかもしれません。研究のどこかの段階で、いくつかの論文を読んで、別刷やコピーを持っているはずで、それを読みながら分解して構造を検討します。

構造をまねるには

私が「まねよう」と述べている対象は、文章ではなくて「構造」です。自分の書こうとする領域の論文で、内容に類似点があって、しかも、構造や文章が気に入ったら、その論文を細かく検討して、その構造を書き出します。そうして、自分の文章をその構造にはめ込んで行きます。

気に入った論文の解析に際しては、後に述べるOCRをつかうのも有用です（別項目参照）。

文章自体は、まねるとしても単文、あるいは短文のレベルに留めます。具体的には20字程度でワープロ画面では半行までです。

文章をまねるのは意味がありません。文章自体は、自分で書きます。

他の論文が気に入る

これまでに読んだ論文が特に気に入る場合、その論文は自分の体質や自分のリズムに合致しているので、だからこそ「自分もこういう文章を書きたい」と感じます。

その事実を積極的に利用すべきです。他人の文章を「写す」のは剽窃ですが、「構造」や「模範の文章」をまねるのはまったく差し支えありません。

自分がよく読んで、形だけでなくて「内容も」しっかり把握していており、自分の研究と何らかの共通点のあるものをそういう模範に使います。もちろん、1つの論文と限定する必要はありません。いくつかの論文から雛形をつくってもよいはずです。

図表4のような構造データはいろいろな論文から得られますが、それにしても自分の好きな論文を中心に作成すると有用です。

【図表4　構造を分析した例：動物実験の場合】

- 実験動物の種類と入手方法
- 使用した動物数とそのうちでデータの得られた数
- 動物の準備
- 前段階が必要ならそれを
  - 飼い方、飼料など、ゲージは？
- 実験手順（できるだけ具体的に）
  - 麻酔は？
  - 薬物は？　投与経路は？（吸入麻酔か静脈注射か腹腔内投与か）
    注）腹腔内投与は、人にはほとんど使わないが動物では頻用
  - 呼吸は？
  - 測定パラメーターと所要時間
- 測定方法
  - 使用した機器

2

文章はメモから書く

「文章はなるべくメモから書く」ということは、すでに「文章を書く手順と練習」の項目で述べましたが、もう少し詳しく説明します。

文章を書く際に、メモなしで直接頭脳から生み出しながら書いていく可能性を否定はしません。それでできる場合は、それでもけっこうです。

止まったり気に入らなかったり

それでもなお、「文章はメモから書くのが基本」ということを知って欲しいと私は考えます。

論文全体は無理としても、序論だけとか考察だけとかを頭からどんどん書いて完成させられる場合はあるでしょう。それで気に入ればけっこうで、そうしていけない理由もありません。

さて、途中ではたと止まってしまったり、出来上がったもののどうも気に入らない、ということはないでしょうか。

そうなったら、「いきなり文章を書くのではなくて、メモをたくさん書いて、それを眺めながら構造を考えて文章にする」という方針の出番です。

直接文章を書かない

私がここで勧める方法は、文章を直接書かずにまずメモを書き、そのメモをひねくり回していろいろと検討して並べ替え、フレーズを加えたりしながら次第に文章に仕上げるというやり方です。

なぜこんな回りくどいやり方をとるでしょうか。理由は2つあります。

第1に、充実した文章・論理的に整った文章を書くには「構成」が不可欠ですが、その構成をメモの段階で検討します。メモなら構成がよくわかり、不備ならいくらでも変更できます。ところが、一度文章になってしまうと、構成自体が見えにくくなり、文章の流れにとらわれて変更はむずかしくなるものです。

第2に、「コンポーネントに分ける」活動を徹底させて仕事を細かく分けても、それだけでは文章が書けないかもしれません。あるいは、一応は書いたけれど気に入らなかったり、指導者からつき返されることもあるでしょう。

こういう時こそメモの出番です。メモがなければメモを書き、あるいは気に入らない文章を壊して、メモに作り直します。

メモの内容と例

当初は、思いつくことを次々とメモに加えていきます。単語、フレーズ、単文などです。その際に、文章の構造として説明・言い訳・付言・追加などを注釈してもよいでしょう。

下に序論用のメモを書き、それを作り直して、最後に文章にする例を挙げてみます。

Iのメモ

- ○○を知りたい。
- 以前、Aの人が研究している。
- ちょっと古いBの研究もある。
- 最近、CはXと結論した。
- 古いDの研究もある。
- Gは以前に………と結論している。
- 最近のHの研究でYと判明した。
- いずれも間接的だ。
- 結果は一致？
- 重要なパラメーターを抑えているか？
- 直接証明したい。
- 今回は、×の手法でパラメーターを直接測定して検討。

IIのメモ

上のメモは不備で、少し並べ替えや追加が必要。

- ○○を知りたい。
- 以前、Aの人が研究している。
- Gは以前に………と結論している。
- ちょっと古いBの研究もある。
- これも古いがDの人も研究している。
- 最近、CはXと結論した。
- 最近のHの研究でYと判明した。
- 結果は一致していない。
- いずれも間接的だ。
- 直接証明したい。
- 重要なパラメーターである△を検討していない。
- 今回は、×の手法でパラメーターを直接測定して検討。

Ⅲのメモ

上のⅡのメモをみながら、それをつないで文章として完成させていきます。

「本研究の目的は、○○の問題を検討し、従来意見の分かれている結果の原因を探り正しい結果を求めることである」

「この問題に関して、歴史的にはBとDの研究があり、さらにAとGも関連する研究を行っている。それぞれ異なるアプローチではあるが、ある程度の成果を挙げている」

「最近では、Cの研究でXが判明しており、さらにHの研究でYも判明した。しかし、CとHの結果は一致しない」

「両者とも、測定法が間接的であり、しかも重要なパラメーターと考えられる△を測定していない」

「そこで××の手法で、このパラメーター△を直接測定して検討することによって、この問題を直接証明できると推測する」

「本研究では、それを試みて予期通りの結果を得た」

いかがでしょうか。これがメモを書き、並べ替えて文章に作った例です。

練習してみる

他の論文をみて再構成してみることも練習になります。具体的には、自分の書こうとしている論文の領域に近い論文などを1つ選び、その完成している文章をみながら、短縮したメモにして構成を検討します。

この手法は、他人の文章を分析するのに有用ですが、自分の文章を分析するのにももちろん有用で、「書いてはみたが、気に入らない」ということは少なくありません。「研究の目的もよいし、実験もうまく行き、結果もしっかり出たのに論文がすっきりしない」という場合、文章の構成に原因がある場合も多いので、その時はもう一度基本構成からやり直すと大幅に改善する可能性があります。

次に挙げるのは、大変有名な「フィックの原理の論文」を私が原文（ドイツ語）から逐語訳したものです。これをメモにして再構成を試みましょう。

■原文

心室が心拍毎に拍出する血液量の測定の数値は疑いもなく重要が高いが、現時点ではいろいろとひどく外れた見解が出されている。ヤング氏の講演では、安静時の一回拍出量として45ml程度の数値を示している。一方、新しい生理学教科書はずっと大きな数値を採用し、VolkmannとVierordでは180mlという値を挙げている。こんな状況では、少なくとも動物で直接測定しない限り何とか近いところに到達できなさそうである。

一定の時間内に酸素をどれだけ摂取し、二酸化炭素をどれだけ呼出するかは測定できる。動物なら、動脈血と静脈血のサンプルを採取できる。そのサンプルから、酸素量と二酸化炭素量をそれぞれ測定しよう。その酸素量の差は、血液1mlが肺を通過した際に摂取した酸素量を意味するから、その間に酸素がどれだけ摂取されたかを知れば、肺の血流量が算出できる。もし、心拍数がわかれば一回拍出量も計算できる。同様な計算は二酸化炭素でも可能である。

ところで、この方法にはガスポンプが必要だが、現状では残念ながら私の手元では測定不能で、実験はできない。そこで、多少人工的な数値に基いて本法で計算してみよう。ルードヴィッヒ研究室のシェファーの研究によると、イヌでは動脈血と静脈血の酸素量が各々0.146と0.0905ml/mlという。つまり肺の通過で0.0555ml/mlの酸素増加である。ヒトにもこの数値があてはまるとしよう。一方、ヒトは24時間で酸素を833g摂取する。これは0℃、1,000mmHgでは433,200mlで、1秒あたり5mlの酸素摂取である。上に述べた量の酸素を、血液が肺を流れる間に摂取するには、5/(0.0555) mlの血流、つまり90mlが必要である。6秒で7拍とすると、一回拍出量は77mlとなる。(本文終り)

諏訪の注：ここで1箇所注意が必要なのは、この文章では酸素量を0℃、「水銀柱1m」として計算している点です。833gは26mol、通常の標準状態（0℃、1気圧）では583.1L、1秒で6.7mlとなります。ところが、「水銀柱1m」の圧で計算しているので、6.7ml×760/1000≒5.09mlで、これで正しいのです。

I．第1のメモ：原論文の文章にそってメモ化

- 心室が心拍毎に拍出する血液量の測定の数値は重要が高い。
- 現時点ではいろいろとひどく外れた見解が出されている。
- ヤング氏の講演では、安静時の一回拍出量として

45ml程度の数値を示している。

- 一方、新しい生理学教科書はずっと大きな数値を採用し、VolkmannとVierordでは180mlとなっている。
- 現状では、少なくとも動物で直接測定しない限り近似値さえでない。
- 一定の時間内の酸素摂取量や、二酸化炭素呼出量は測定できる。
- 動物なら、動脈血と静脈血のサンプルを採取できる。
- そのサンプルから、酸素量と二酸化炭素量をそれぞれ測定できる。
- その酸素量差は、血液1mlが肺を通過した際に摂取した酸素量を意味する。
- その間の酸素摂取量を知れば、肺の血流量が算出できる。
- 心拍数がわかれば一回拍出量も計算できる。
- 同様な計算は二酸化炭素でも可能である。
- この方法にはガスポンプが必要。
- 私の手元には機器がないので測定不能で、実験不能。
- そこで、多少人工的な数値で計算してみる。
- ルードヴィッヒ研究室のシェファーの研究によるとイヌの動静脈血酸素量は各々0.146と0.0905ml/ml。
- 肺の通過で0.0555ml/mlの酸素増加。
- ヒトにもこの数値があてはまるとする。

- 一方、ヒトは24時間で酸素を833g摂取する。
- 0℃、1,000mmHgでは433,200mlで、1秒あたり5mlの酸素摂取。
- この量の酸素を、血液が肺を流れる間に摂取するには、血流は5/(0.0555) mlつまり90ml。
- 6秒で7拍とすると、一回拍出量は77ml。

Ⅱ. 第2のメモ：現代用語に変え、原論文から離れる

- 心拍出量と一回拍出量の数値は重要。
- 現時点では、見解が不一致。
- ある講演では、安静時一回拍出量を45mlとし、一方、新しい生理学教科書は180mlとずっと大きな数値を採用。
- 両者のギャップ解決には、少なくとも動物で実際に測定する必要がある。
- そこで実測の具体的なやり方として以下の方法を提案する。
- 酸素摂取率と二酸化炭素呼出率は測定可能。
- 動物なら、動脈血と静脈血を採血可能。
- 血液サンプルから、酸素量と二酸化炭素量を測定可能。
- 動静脈血の酸素量差は、血液が肺を通過して摂取した酸素量。
- 酸素摂取率のデータから肺血流量が算出可能。
- 動静脈血の二酸化炭素量差は、血液が肺を通過して肺胞に出した二酸化炭素量。

- 二酸化炭素呼出率のデータからも肺血流量が算出可能。
- 肺血流量＝心拍出量であるから、この方法で心拍出量が実測できる。

しかし、

- 上の方法での心拍出量測定にはガスポンプが必要。
- 私の手元には機器がなく実験不能なので。
- 他の研究に基づくデータを使用して試算する。
- 使うのは、ルードヴィッヒ研究室のシェファーのデータ。
- イヌの動静脈血酸素含量は各々0.146と0.0905ml/ml。
- 肺の通過での酸素含量増加は0.0555ml/ml。
- この数値がヒトにあてはまると仮定する。
- 一方、ヒトの酸素摂取率は、24時間で833g。
- 0℃、1,000mmHgでは433,200mlで、1秒あたり5mlの酸素摂取。
- 血流は1秒で5/（0.0555）mlつまり90ml。
- 6秒で7拍とすると、一回拍出量は77ml。

この文章の場合は、第2メモは原文よりかなり見通しがよくなり、これを再構成するとすっきりした日本語になりそうです。

3

文章自体のテクニック

「文章の書き方」は本書の狙いではないので、詳しくは述べませんが、それでも注意点に少しだけ触れます。

一般論として、書く人は全体として長い論文を書きたがる傾向があり、読む人は短い論文を読みたがる、ということを知っておいて下さい。この点は、自分自身を書く立場と読む立場においてみればすぐにわかることですが、書いているときはつい忘れて、「立派な論文は長い」「長い論文が立派だ」と錯覚しがちです。

必要なことを落としてはいけませんが、無理に長く書かないようにします。

文章とパラグラフの長さ

まず、文章とパラグラフの長さを検討します。日本語の1文の長さについて、私は一応「80字まで」というルールを自らに課しています。パソコン画面の横幅は40字強にしているので、2行以内です。

パラグラフは20行を限度としてます。パソコンで印字するのは40行/頁くらいですから、1頁の中に段落切り替えが2つ以上あるようにします。1つしかないのは疑問であり、ひとつもない、つまり1つのパラグラフが40行以上（1,600字以上）は許しません。そんな長い文章は、だらだらして読みにくいのが通例です。文学書なら魅力にもなりうるでしょうが、論文には使いません。

文章の長さに関しては、「力強い文章を書きたい」という希望も持っています。なるべく明快に断定し、短い文章で畳みかけるように私は心がけます。

文章を対にする

2つの事柄を述べるときに、可能なら文章を対にすると読みやすいものです。

例：「Xの問題に対して、Aは○○と主張し、Bは××と主張している」（これなら「同一テーマでAとBの主張が分かれている」ことが明白である）。

ダメな文章の例：「AはXの問題に対して○○という意見を述べているが、Bはこの問題に対して、異なる手法で検討して××という結果を示している」

この書き方では「テーマは同一らしいが、Aは主張しているだけで結果がなくて、Bだけがデータを出しているのか」という疑問もわく。

その場合は文章を明確に分割して、「Xの問題に関して、Aは文献的考察によって○○と推論している。一方、同じXの問題に対して、Bは従来とは異なる手法で実際に実験して××という別の結果を得て、Aの推論に反論している」とすれば明確です。その場合も、ここに書いたように「問題」を各文の頭に書いたほうが、論旨が明確になりやすいでしょう。

事実と推論を分ける

事実と推論を同じ文章に書き込まないようにします。事実と推論とは明確に分離します。

いけない文章の例としては、上に挙げた「AはXの問題に対して○○という意見を述べているが………」も悪い例のひとつですが、別の例も挙げます。

例：「インスリンは糖尿病に対して有効であるが、××大学のA氏は別の薬品Bも有効と推論している」

こういう文章、「に対して有効であるが、××大学のA氏………」というつなぎ方の文章を書かないように。

文章のつなげ方

ここで文章のつなげ方に触れます。

上記の文章は、事実と推論を「………が、………」という形式でつないでいます。英語で表現するなら“and”か“but”ですが、上の文章の「……が、………」はそのいずれでもなくて、ただつないでいるだけで、こういう文章はそもそも構造上不自然です。

「……が、……」を使って無理がないのは、対立を表現する“but”です。

例：「インスリンは、糖尿病に対して有効であるが、痛風には無効である」

これなら、インスリンという1つの薬物の作用を「糖尿病」と「痛風」という2つの病気を対比して、逆の効果を述べているので「対立の“but”」が成立します。

ただつなげたいなら、「……が、……」は避けるのが無難です。

例：「糖尿病に対しては、インスリン投与だけでなく、食事や運動なども有効である」

あるいは、下の書き方なら「……が、……」を使えるでしょう。

例：「糖尿病に対してインスリン投与も有効であるが、食事や運動などを加えれば有効性はさらに高い」

この書き方は、「AではなくてB」とか「Aも有効だがBも有効」というのではなく、「Aも有効だがBを加えてさらに有効性が増す」という言い方なので、「……が、……」も自然です。「拡張の……が」とでもいいましょうか。

主要な叙述を前に出す

主要な叙述を前に出し、理由や言い訳を後にすると論旨が明快になり、文章として力強くなります。読者の注目は文頭にくるもので、大切な叙述こそ文頭に置きます。理由や言い訳を先行させると、読者の注意はそこに向くので、肝心の主要な叙述部分を軽くみてしまう危険があります。

例：「Aの測定にはBの測定器を使用した。一般的にはCを使用することが多いが、われわれの手元にはなかった」

この書き方でよいのです。

これを逆にして、

例：「Aの測定には、一般的にはCを使用することが多いが、われわれの手元にはなかったので、ここではBの測定器を使用した」

こう書かれると、読者は「Aの測定にはCを使用するのが本来のやり方で、この論文のやり方は便法」という印象を受けます。論文の価値を自ら下げようと努力していることになります。

例：「Aの測定値はBの係数で補正した。動物の体温と測定温度とが一致しなかったので、両者間の補正が必要だったからである」

これでよいのです。

これを逆にして、

例：「動物の体温と測定温度とが一致せず両者間

の補正が必要だったので、Aの測定値はBの係数を使って補正した」

これでは「動物の体温と測定温度とが一致しなかった」ことを強調することになります。それは差し支えないのですが、よく知らない人は「体温と測定温度とが一致しなくていいのかな」と感じるかもしれません。

「思う」は論文の用語ではない

論文では「思う」とか「思われる」などは避けましょう。科学の世界では「曖昧」は避けて明快に「表明」すべきなのに、「思う」はそもそも心の中の現象であって、「表明」ではありません。

もちろん、実生活では「曖昧にしておいて、相手にゲタを預ける」のは生活の知恵としてみとめます。

例：「院内感染症は医療機関内で発生した感染症を指し、病原体の院内での伝播で生じたものであるから、感染対策が必要と思われる」

この文章は、冒頭から「…………感染対策が必要」までの論旨は非常に明快なのに、最後に「と思われる」でぶち壊しています。「…………が必要である」とすべきです。

断定できないなら、「断定できない理由を述べる」とか「理由を述べて推論する」といった手順が必要です。

文章の書き方に関しては、名著『理科系の作文技術』（木下是雄著、中公新書）に詳しいので興味のある方は参照して下さい。古い本ですが、現役で販売されており入手可能です。

4
序論の書き方

ここからは、各項目の書き方を検討していきます。最初は、序論の書き方です。

序論の分量

序論の長さは他とのバランスにも依存し、論文の文章部分全体の10分の1を大きくは超えない程度に納めます。できれば、もっと短く20分の1程度が望ましいと、私は考えます。

「序論を短く」と私が考える根拠はこうです。読者はできるだけ早く「主題」や「結果」を知りたいので、序論の講義を読まされるのはうんざりだからです。「序論は読まない」読者もいます。序論に述べることの大部分は「考察」に移せるので、そちらを充実させる方針もいいでしょう。

ともあれ、400字詰め原稿用紙で20枚程度の論文、つまり印刷頁で4～6頁の論文の場合は、論文全体の文字数は8,000字になるので、上記の基準で計算した序論の分量は400～800字となります。もし全体が原稿用紙で数十枚（たとえば50枚）に及ぶ長い論文なら、序論もずっと長くて800字を大幅に超えてもおかしくありません。

序論のコンポーネント

「序論」は通常下記の3つのコンポーネント、すなわち「研究の正当性・必要性を述べる」、「歴史的考察」、「研究の目標」の3つに分けるのが基本のルールで、順序もこのやり方がふつうです。私自身は「研究の目的・目標」を冒頭に持ってくるのが好みで、そのほうが文章が明快になりやすいと感じますが、それは私の好みですから、読者は私の「好み」に付き合う必要はありません。

●研究の正当性・必要性

研究の意味、この研究をなぜ行うか、なぜ必要かです。たとえば、下のように書きます。

例：「○○の問題は、現時点で正否双方の結果が提出されており、明確な結論が出ていない。しかし、……」という風な文章で開始します。

●歴史的考察

問題のテーマと関係した事柄を、今までにどんな人たちがどのようなアプローチで研究して、どんな結果が得られているかを概観し、特に今回の研究との関係を考察します。

例：「このテーマに関しては、従来○○のモデルを使った実験が繰り返し行われている。それぞれ優れた研究であるが、今回われわれは、精度の優れた××法を開発したので、モデルは従来と類似のままで信頼度の高いデータが得られるとの根拠を得た」

●**研究の目標**

研究の狙いです。今回の研究の目指す事柄を述べます。あまり長期的な展望は述べずに、今回の研究論文で明らかにしたい点を明確にします。

例：「本研究では、従来の確立した実験モデルに精度の高い測定法を適用することによって、従来の結果の曖昧さの原因を究明することを狙っている」

これで、序論の3つのコンポーネントを満たしています。ここに書いたのは、文章としては200字余りですが、最初の「………」を補足し、2の歴史コンポーネントに少し書き足せば充実した序論になります。

パラグラフ構造

上記の3つのコンポーネントについて、見出しを3つつけることはしません。しかし、パラグラフは各々新しくします。つまり、序論は3つのパラグラフで構成します。そうすると、1つのパラグラフは最短で100字、最長で400字程度、パソコンの横40字画面では、3～10行程度になるはずです。

なお、序論は印刷の段階では「序論」というタイトルは落ちるのがふつうですが、原稿では「序論」であることを明確にする狙いで、はっきりと「序論」とタイトルをつけて差し支えありません。

5
方法の書き方

次は「方法」ですが、ここは論文内容に依存して、大幅に異なります。通常は、論文全体の1/10〜1/5程度の長さが必要でしょう。特殊な方法を採用する場合や、読者がなじんでいない新しい測定法や分析法を採用している場合などは、充実した長い記述が必要かもしれません。同じことが、特殊な統計的方法で解析する場合にも当てはまります。

方法のコンポーネント

方法のコンポーネントは、一応下の7つからなり、大体この順序に記述していきます。

- **対象の種類（患者や動物）と数**
- **研究を行った施設**
- **施設の承認ないし許可**
- **使用した機器とその型番、薬品、製造会社**
- **研究の実際の手順**：これはある程度詳しく書く必要があります。
- **分析の手法（測定法）**
- **統計解析**

などです。もちろん、固定したものではなくて、別の要素が加わり、一部は必要ないので除去します。

個々の記述

●対象の種類（患者や動物）と数

患者を対象にした場合は、選択の基準を明確にする必要があります。特定の条件で除外した場合は、その除外の基準も明確にします。乱数化を行っている場合は、その手順も正確に記述する必要があります。たとえば、単純な乱数化なのか、年齢や性を考慮していわゆる「層別乱数化」をつかったかなどを記述します。

例：「2003年1月1日から2004年1月1日までの1年間に、当院で○○の手術を受けた患者のうちから、重篤な各種合併症を持つ患者を除き、さらに85歳以上の超高齢者を除外した68例（男/女比は40/28）を対象とした」

●研究を行った施設

施設名はもちろんですが、その中のどういう場所や部署で行ったのかも記述します。

例：「パラメーターの測定は、主として術後に病室で採取したデータによったが、一部術前値と手術中の数値も検討の対象とした」

●施設の承認ないし許可

臨床試験の場合は、かならず施設の承認が必要であり、さらに患者のインフォームド・コンセントも必要です。動物でも、その扱いが不当でないことを説明します。

例：「本調査のプロトコルは、当院倫理委員会の審査で承認され、さらにすべての患者からインフォームド・コンセントの書式に署名を得た」

●使用した機器とその型番、薬品、製造会社

使用した機器や薬品は、読者がなじみのもの、当該雑誌によく登場するものなら、一応の名前と型番で済ませます。しかし、そうでない場合は、詳しく説明する必要があります。

●研究の実際の手順

ここは、たいていの場合に大きなスペースを要する場合が多いでしょう。「読んだ人が自分で同じ実験を再現できるように記述する」ルールになっています。

経時的な手順を、時間軸の上で再現して説明するのは、場合によっては有用です。

また、乱数化を実験のどの時点で行ったか、開始前に乱数化するか、実験をある段階まで進めてから乱数化するかは、実験の性格で異なって当然ですから、その点も記述する必要があります。トリー構造やフローチャートの形で説明すると便利な場合もあります。

例：「患者を性によって層別した後に乱数化して、

A群にはAの装置を、B群にはBの装置を手術の際に使用した。それによる影響を、術中と術後の血液サンプルの分析によって検討した」

●分析の手法（測定法）

サンプルを採取して、それを測定器にかける場合の分析です。測定器自体の記述も場合によっては必要でしょうし、前処理や精度の記述も必要です。

例：「パラメーターの分析は、通常の臨床検査の分析法によった」

●統計解析

読者がなじみのもの、当該雑誌によく登場する手法なら、一応の名前だけで済ませてよいのですが、特殊な解析法を使用した場合は、詳しく記述する必要があります。大量の数式などが必要なら、本文に書き込まずに、「付録」として論文の最後部につけることもできます。

例：「AB両群の比較は、定量パラメーターについてはt-検定により、階層パラメーターについてはMann-Whitney U-検定を使用した」

この場合は、t-検定もMann-Whitney-検定も標準的なものなので、特別な説明は不要でしょう。

図表の使用

方法に表を使うことはまれでしょうが、それでもグループ分けのやり方とか、各種の条件設定に表が便利なことがあります。

実験手順などが文章の記述ではわかりにくい時に図を使うと明快になる場合もあります。もっとも、実験手順の図は学会や研究会での発表の場合には非常に有用ですが、論文では必須ではありません。

6

結果の書き方

結果の書き方は、研究のデザインや内容に大幅に依存しますから、一般化は困難です。

分量は、研究内容によって大幅に異なります。ごく短くて数行で済む場合から、数頁に及ぶ長大な記述が必要な場合もあるでしょう。図が中心となって、文章部分は図を参照しながらの説明となる事さえあります。

結果のコンポーネント

結果は、少なくとも以下の3つのコンポーネントから構成します。「全体の結果」、「特定の例やグループの提示」、「例外の記述」の3つです。

●全体の結果

研究のデザインが簡単なら、結果も単純明快になりやすいものです。逆にデザインが複雑で、いろいろなグループに分けたり、何種類もの動物や薬用量を使うと、結果も複雑になり、場合によっては大きな表が必要かも知れません。ともあれ、まず中核となる結果を示します。

●特定の例やグループの提示

全体を代表するような例やグループを使って解説します。いくつかのグループに分けたこと自体に重要な意味があるなら、各グループのデータを詳しく記述し、統計的な比較も施行します。

例：「AB両群間に差が出たのは調査した20のパラメーターのうちでXとYだけであり、いずれもA群の値がB群の値より有意に大であった。他に測定したパラメーターのうち13を使用して多変量解析と判別分析を試みたが、有意な結果は得られなかった」

●例外の記述

研究には思わぬ例外的な現象や反応が見られる場合があります。扱いにくい場合もありますが、実は重要な現象や観察だったのかもしれません。原則として、研究と関係する事柄ですから「後で考察する」というコメントをつけて、事実をしっかり記述すべきです。

図表をどう使うか

「結果」は、論文の中で図表を使う場面の多い項目です。図表を使う際に、図と表に同一内容を出さないというのがルールです。

例：2グループの検定を施行して、「A群とB群に、統計的な有意差があった」ことを、図と表の双方で示すことは許されません。「統計的有意差」を表で示したら、図では何か違うことを示すように工夫する必要があります。例えば、代表的な実験例のパラメーターの経過の図は、場合によっては読者の興味を引きます。

7
考察の書き方

考察はいろいろと骨が折れる箇所ですが、実験や研究の本体を進めている際に、議論したりぼやいたり、あるいは研究の進め方が曲がったりする場合などがあり、そういう場合のメモが役に立ちます。

考察のコンポーネント

考察は通常、下のような7つくらいの事項を内容とします。「歴史的データつまりこれまでの他の人の研究との関係」、「自分自身のこれまでの研究との関係」、「今回の研究の結果で特に強調したいポイント」、「今回の研究の利点と意義」、「今回の研究の問題点、欠点」、「考えられる反論に対する考察」、「考察の結論」の7つです。序論に述べたことを、結果を踏まえて詳しく考察します。

各コンポーネントの検討

7つのテーマはそれぞれわかりやすいと考えますが、例を挙げて検討していきます。ここに書いた例は、前の「方法」と「結果」の項目に書いた内容とは直接には関係ありません。

●これまでの他の人の研究結果との関係

例：「従来このテーマに関しては、いくつかのグループが種々の動物モデルで検討してきているが、測定パラメーターの精度の面でやや疑問が残り、それが結果のばらつきや信頼性の不足を招く要因であった。今回のわれわれの実験では、使用した動物モデル自体は従来のものと大きくは異ならないが、サンプルの分析法に大幅な変更を加えて、精度は1桁近く改善した。その結果、実験グループ毎のデータの差が明確になって、理論的に予測される数値とも近くなった。本研究の大きな成果と考える」

たとえばこんな風に書きます。ちょっと大風呂敷かもしれませんが、それは差し支えありません。

●自分自身のこれまでの研究との関係

例：「このテーマについては、われわれは従来特に検討を加えてこなかったが、今回特殊な分析法を開発したので、このテーマはそれを応用するのに適切な対象と考えて採用した。実際、そうした予測の通りに、優れた結果が得られた」

あるいは、こんな書き方もあるでしょうか。

例：「このテーマに関するわれわれの従来の結果は、他のグループのそれと比較して特に目立ったものではなかった。しかし、今回開発した手法で分析したところ、これまでよりもはるかに明快な結果が得られた」

●今回の研究の結果で特に強調したいポイント

例：「今回の研究で明快な結果の得られた要因は、われわれの開発した新しい分析法にある。この点、従来の研究では結果がばらついて結論が曖昧であったり、相反する結果になっていて、問題自体が不安定なのか、測定精度の不足が結果の不安定を招いているのが不明であった。今回の明快な結果は、安定した分析の可能な新しい方法の開発とそれを本テーマに採用した点にある」

●今回の研究の利点と意義

例：「従来、本テーマに関しては決定的な結論が得られておらず、その差が動物モデルの差に基づくものではないかという議論が、大きな問題として残されていた。しかし、測定パラメーターの精度を大幅に向上した本研究の結果には明快な差が出ており、動物間の種差は問題にする必要がないと判明した。このテーマの結論はAであってBではない」

●今回の研究の問題点、欠点

例：「今回の研究には問題点や欠点は特に思い当たらない。われわれの開発した方法はすべて公開されて入手しやすい機器と薬品を用いており、特殊な秘密はない。他の研究者も採用を開始して、同レベルの精度を確認している。今後さらに採用が増えると信じるだけの根拠がある。

本法を適用できるテーマは他にもいろいろと考えられるから、敢えて言えば本テーマだけに注目が集まってしまうことはわれわれの本意ではない」

●考えられる反論に対する考察

例：「本研究の結果に関して、採用した動物モデルや実験手順はすべて確立した手法であるが、分析だけはわれわれが独自に開発した方法を採用している。その分析法は、別論文ですでに詳細に記述し、本研究でもその精度をいろいろな手順でチェックした。現時点では、測定法への疑義は提起されておらず、本研究の結論は十分批判に耐えると考える」

●考察の結論

例：「したがって、このテーマの結論はAであってBではないというのが今回の研究の結論であり、それは決定的に証明できた」

実際には、小見出しはつけませんが、各項目はパラグラフを変えるのが妥当で、つまり7つくらいのパラグラフからなる文章を書きます。ここに書いた分量では全部で1,500字弱ですから、もう少し書き加えてもよいでしょう。

例文には図表の参照は使いませんでしたが、図表を加えて説明して論旨の明確化を図ることは状況によってはもちろん好ましいことです。

8

要旨の書き方

論文にはほぼすべての場合に「要旨」あるいは「抄録」をつけます。その「要旨」は論文の冒頭におくのが圧倒的に多くなりました。以前は、「結論」、「結語」、「まとめ」などとして論文の最後に置く場合が数多くありましたが、論文自体の長さは個々に異なりますから、冒頭におく現行のシステムのほうが合理的で広く採用されています。

要旨は読んでもらえる可能性が高い

読者の方々は、論文を眺める場合に「要旨だけ読む」場合と「本文全体も読む」数の比を考えたことがあるでしょうか。その比率は人によって異なるでしょうが、「要旨だけ読む」数のほうが多い点は大部分の方に当てはまるでしょう。たとえば、PubMedやEMbaseのようなデータベースをみても、論文の本体は載っていないが要旨は読めるのがほとんどです。日本語のデータベースでも事情は似ています。

ですから、要旨こそは力を入れて書く必要があるのですが、実際にはなかなかそうしません。論文の本体を書くことには念を入れるのに、要旨は気が乗らずに「仕事が終わってからの片手間仕事」としてお座なりに済ませてしまう傾向があり、私自身もそんな理屈はわかっていながら、同じ傾向があると感じます。

要旨の量と構造

多くの場合、要旨には字数制限があります。大体200〜400字程度のようです。この点は、雑誌の規定を厳重に守る必要があり、勝手な逸脱は許されません。ほんの5文字か7文字の超過のゆえに発表が2カ月遅れたという例も聞いていますから、厳重に数えましょう。ありがたいことに、現在ではワープロソフトが字数を数えてくれるので自分でいちいち数える必要はありません。

論文は、“IMRAD” で「構造」が決まっていますが、最近は要旨も類似の構造を指定される場合が多いようです。その場合は、項目指定はさらに詳細で［目的］、［背景］、［研究の場］、［対象］、［使用薬物と機器］、［測定項目］、［方法］、［解析］、［結果］、［考察］、［結論］などというような項目になります。あるいは、これほど細かい指定ではないけれども、［目的］、［方法］、［結果］、［結論］だけは必ず書くこと、という指定もあります。項目に［　］を使うと2文字分に数えることになって内容の分が少なくなるが、“：”（コロン）なら1文字で済むので字数の節約になります。

いずれにせよ、このやり方は論文自体の簡略版をつくることに対応します。ですから、いい加減に作らずに「論文全体のポイントを要領よく要約する」意識で作成します。

項目を立てないルールの場合

雑誌によっては、「項目を立てない」ことをルールとしたり、あるいは特に要求していない場合もあります。

その場合も、意識と文章の上で項目をつけて、内容を明確にするのが読者に親切なやり方です。

例：「本研究の目的は……」、「方法は……」、「結果は……」、「……と結論する」

という風に書きます。

要旨は読んでもらえる可能性が特に高いコンポーネントです。せっかく読んでくれる人にわかりやすい、論文の内容を把握しやすい、あわよくば論文の本体を読む気にさせるように書きたいものです。

また読者が雑誌に高速で眼を通す場合、「どこに結論があるか」を予測しながら、次々と論文要旨を読んでいくものです。

要旨を読みやすく書くのは、単なる能率の問題ではなく、「理解」を助けるという重要な意義がありますから、だからぜひそういう意識で書くようにして下さい。

9

図表の書き方

図表の書き方を簡単に検討します。

図表の数

図表の数に、通常は明確な規定はありません。しかし、通常の長さの原著論文の場合、図表は1つずつはまれで、双方で5つくらいがふつうです。

規定がないといっても、「図表がひとつもない」論文を書いてはいけません。この点は、読者の立場を考えれば明らかです。

読者として論文に眼を通す場合、まず論文のタイトルを読み、ついで要旨を眺め、次に論文の本体に眼を通します。その時、最初に目に付くのは図表です。その図表に興味を引かれれば説明を読みます。それと要旨の結論が合致していれば、それで納得して次の論文に進むかもしれません。あるいは、その図表の説明をきっかけにして、当の論文の本文を読むかもしれません。だから、「図表なしの論文」は眼を引く手段をはじめからひとつ放棄していることになります。読者だけでなくて、査読者の立場も同じです。「図表のない論文なんて」と査読者に反応されないようにします。

図表の原則

結果は原則として図か表で表現します。もちろん、文章にも書き、その文章は図表を参照するようにします。

図と表が同一内容にならないように注意して下さい。同じデータを表と図の双方で示すことはしないというのが、論文執筆のルールです。むしろ、図と表は両者相互に補完させあう考え方で提示します。

基本的には、図が適切なデータは図で示し、表が適切なデータは表で示すようにアレンジします。あるいは、詳しい数値も示したい部分には表を使い、感覚的に示したい要素は図で示します。具体的な手順なども図が適切でしょう。

図の適する例としては、次のようなデータを挙げます。

1)パラメーター間の相関を示す図、表でも可能だが図は感覚的。

2)データのばらつきを示す撒布図。

3)特殊なグラフ、たとえば円グラフや3次元のグラフに適するデータ。

4)各種の絵、挿絵の類。

エクセルのありがたさ

話題は少しそれますが、論文をまとめる際の作表ソフトのありがたさを痛感します。表を作ること自体はもちろん、簡単な統計も行え、さらにいろいろな図にしてみるのが可能で、それを見ながらどれがよいか検討できるのは、以前の状況と比較すると大変に贅沢な環境だと感じます。

10

参考文献の書き方

参考文献の書き方でもっとも重要なのは、論文では必ず引用との対応が必要な点です。

雑誌の要求するフォーマットに注意

雑誌の要求するフォーマットに注意して下さい。基本的に2種類で、登場順にナンバーを打つか、第1著者のアルファベット順に打つかの2つです。

著者名は、原則として全員列挙で“et al”は許している場合は少ないはずですが、雑誌のルールによります。タイトルも省略せずに全部書くのがふつうですが、これも雑誌のルールを参照して下さい。

電子データベースの使用

ところで、これだけ電子情報が増えてくると、「電子データベースでみて参考文献としてよいか」というのが重要なテーマになります。原則として、原論文にあたるべきであり、孫引きは恥をかく危険があること、数値（頁数など）間違いと内容の間違いとが起こりうるからです。

一方で「こういう時代だから、PubMedのような電子データベースを使うのは許される」という主張にも説得力があります。実際、日本ではどうしても入手できない資料を引用したい場合もあるかもしれません。

そうは言っても、印刷体の雑誌と電子データベースが常に完璧に一致するわけではありません。したがってできることなら印刷体の雑誌を実際に眺めて、読んで引用するのが安全とも言えますが、それも進歩の激しい領域ではもう古い考え方と糾弾する向きもあるでしょう。私自身、「電子データベースに頼るな」と声高に主張する気はありません。

どうしても入手できない場合

別の論文や本に引用されていて、内容を是非引用したいけれど原本が入手できないという現象が発生します。この場合、雑誌の論文は何とか入手できることが多いのですが、書籍となると入手不能が頻回に発生します。

その解決法として、次のやり方を提案します。正規の引用をあきらめてしまって、本文中に「※注釈」として書き込みます。たとえば、X番の参考文献に当該図書が引用されているとします。その時は下のように書きます。

例：「参考文献X番によれば、○○著：××のZ頁にXYなる記載があるという。この書籍は入手できなかったので、参考文献の記述によって本稿でも検討した」と記述します。

参考文献の数

参考文献は必要なものだけに限るのが基本です。具体的な数は論文の性質や量にも依存しますが、暗黙の了解として「原著論文の参考文献は100を超えない」となっています。これを超えるのは、解説や総説だけです。

昔は、「よく勉強した」証拠として参考文献の数を誇る面がありましたが、現在の技術背景では参考文献の数を増やすことにそういう意味はありません。数は限定しましょう。

11

タイトルには発見自体を

タイトルのつけ方を検討します。タイトルは、読者が最初に眺めて眼を通すか否かを決める手がかりですから、極端に大切です。いろいろと工夫して、読者を引きつけるように試みましょう。

人目を引きそうな用語で開始する

雑誌の目次を読んだり、雑誌をめくりながら論文を次々読む場合のことを考えると、まずタイトルでひっかかってそれに興味を引かれれば要旨を読み、さらに論文の内容まで進むものでしょう。逆にタイトルが平凡でおもしろみがなければ、要旨も読まないで、次の論文に進んでしまいます。だから、タイトルは慎重に選ぶ必要があります。

系として「平凡なタイトル」は避けるべきで、「……の研究」式のタイトルは不可です。研究論文なら、「研究」はあたりまえですから。

発見自体をタイトルにする

一番わかりやすいのは、発見自体をタイトルにすることです。

1.「しゃっくりは○○で抑制できる」
あるいは、「○○はしゃっくりを抑制する」
(○○は薬物名や手続きの名前)

このタイトルは必ず人目を引きます。なぜなら、「しゃっくり」という現象はなじみの現象ですが、研究論文が極端に少ないもので、その現象と薬物名が近接しているのですから、この論文タイトルは眼を引きます。

類似の例で「しゃっくりの動物モデル作成に成功した」というタイトルの論文(J Appl Physiol. 1994)も人目を引きました。

2.「赤毛の患者は麻酔がかかりにくい」

これは事実(Anesthesiology. 2004)です。シャーロックホームズの「赤毛クラブ」に登場する「赤毛」で、毛髪の色と麻酔の効き方の関係は、以前から欧米の麻酔科医の間では言い習わされていた「お話」ですが、誰もまじめに研究しませんでした。それだけに、この論文は発表されると広く知られて、新聞報道もされた由で、著者は赤毛の人たちからの問い合わせに悩まされたとのことです。

3.「ブピバカインをリポソーム状にして超長時間の作用持続を図る」

ブピバカインという局所麻酔薬を特殊な膜構造体にして、作用時間を極端に長くすることに成功した、という報告です。通常の数倍から10倍になっています。「リポソーム」は、タイトルだけはわかりませんが、論文でしっかり説明すれば差し支えありません。

こういうタイトルは避けよう

逆に、「こういうタイトルをつけてはいけない」という例を挙げます。タイトルを読んで、「どんな研究をしたか」不明なのはタイトルとして不可です。

1.「モルフィンの研究：呼吸を抑制するメカニズム」

モルフィン（モルヒネ）は19世紀前半に知られ、現在も使われる歴史の長い薬物で、名前は誰でも知っています。しかも、モルフィンが呼吸を抑制することも有名な事実です。その「メカニズム」というだけで、具体的な事実がタイトルには表現されていません。このタイトルには魅力がまったくありません。たいていの人は、「また例の中枢抑制の話が出てくるだけだろう」と推測してパスしてしまうでしょう。

2.「モルモットを用いたベンゾディアゼピンの催眠作用の研究」

このタイトルも無内容です。「モルモット」、「ベンゾディアゼピン」、「催眠作用」という3つの重要な用語を使いながら、いずれもあまりに広範囲な用語で、中身がまったく推測できません。

もう少し、制約の厳しい用語を用いて内容を明確にすれば、意味のあるタイトルになる可能性が出てきます。たとえば、

ベンゾディアゼピン→具体的な薬物名にする(例：ジアゼパム、ミダゾラムなど)。

催眠作用の研究→催眠作用をどう研究したのか。たとえば、

「○○欠乏モルモットではミダゾラムの入眠所要量が低下する」

なら、「モルモットの食餌を処理して○○欠乏状態にすると、ミダゾラムが効きやすくなるのだろう」と推測できますから、論文の中身を読もうかという魅力が少し増します。

3.「腹腔鏡胆嚢摘出術でPao$_2$が変化する」

「変化する」が不可です。「Aの要素が、Bに影響する」という際には、「影響の方向」を明確に述べるべきで、「変化する」は魅力不足です。このタイトルで、「腹腔鏡胆嚢摘出術でPao$_2$が低下する」なら変化の方向が示されていて明快ですが、論文内容も容易に想像できます。もし、「腹腔鏡胆嚢摘出術でPao$_2$が上昇する」だったら予想外の文章ですから、「おっ、これはおもしろそう」と感じて内容を読む人が増えるでしょう。

4.「旅客機のテレメディシン」

こんなタイトルを読んで、どんな内容を想像しますか？「テレメディシン」は、多分“Tele-medicine”で、日本語なら「遠隔医療」でしょうか。内容をみると、旅客機内で起こった病気の情報を通信で地上に送る実験をしたというものです。でも、それなら具体的な内容を書くべきですね。たとえば「患者の生命情報を旅客機から地上に送るテストに成功」とすれば、読者にイメージが伝わります。

タイトルにはぜひ具体性を持たせて、読者に訴える用語を用いるように工夫して下さい。

12

投稿原稿につける手紙と投稿手順

論文を投稿する際のやり方は、個々の雑誌あるいは学会で発表している「投稿規定」に載っているので、それにしたがって行います。最近では、投稿全体をメールで受け付けている場合もあり、さらには投稿全体をメールでしか受け付けていない場合もあるようです。そうした場合は、状況に合わせる必要があるのは言うまでもありません。

これも「投稿規定」に載っているはずですが、肝心の論文の原稿以外に「この論文は他の雑誌に投稿中ではない」という保証の手紙と、著作権委譲の手紙などを添付します。さらに、著者全員の署名（+捺印）を要求される場合もあります。こういうのは、雑誌ごとに異なるので、「投稿規定」にしたがって下さい。

投稿は、必ず書留で送ることになっています。そうでないと、原稿が失われた場合に郵便の事故なのか、編集部での事故なのかフォローできません。

投稿原稿につける手紙

論文を投稿する際には、簡単でいいけれども必ず手紙をつける習慣があり、論文の原稿だけを送るのは失礼と考えられています。ものを人に贈る際には、その旨を述べる手紙をそえるのがふつうの感覚で、ただ品物だけを送りつけるのは無作法とされるのと似ています。

手紙の例は図表5のように書きます。

【図表5　投稿原稿につける手紙の実例】

住所
○○誌編集部
○○誌編集長御中

編集長：

日付

前略

同封の原稿を、貴誌での掲載をご検討頂きたく、投稿いたします。

タイトル
著者リスト

よろしくお願い申上げます。

草々

責任著者名
所属
住所
電話
メールアドレス

原稿を送付して何日か経つと、「受け取った」という知らせがきます。これは「原稿をたしかに受け取りました」という知らせであって、「掲載する」という意味ではありません。

それからしばらくすると査読の結果を送ってきますが、本書の「査読」の欄に詳しく書いたので、そちらを参照して下さい。

査読の結果がくる前に、「必要な」書式の一部が不足だから至急送れ、と言われることがあります。たとえば、上記の著作権委譲の書式を付け落とした場合などです。そういうのは、当然編集部の注文通りに行動する必要があります。

第3章

原著論文以外のもの

1

症例報告

本書は基本的に「原著論文」の書き方を中心にして説明していますが、他のスタイルの論文の書き方も簡単に解説します。

症例報告、短報、解説、総説などは、一般には「原著論文」（いわゆる「研究論文」）よりは評価が低い傾向にありますが、材料があるならぜひ書いておくべきです。専門医資格などでも、それなりに評価されるのが通例です。

「症例報告」は、重要な論文カテゴリーで、原著論文よりも読者を得る場合もあります。しかも、データを整える労力は原著論文よりずっと少ないので、案外能率のいい仕事です。

症例報告の書き方は、基本的には原著論文の書き方と同一ですが、すべての項目を簡略化し、全体としても短くするのが通例です。雑誌によっては、字数や頁数を制限しています。

●序論

「序論」では、どんな症例報告をするか、従来どんな類似症例が報告されているか、今回の症例はどこに特徴があるか、などを簡単に記述します。

●症例自体の記述

この部分は、原著論文でいえば「方法」と「結果」をまとめて記述することにあたります。まず、通常の患者の記述すなわち一般的な事柄（既往症、家族歴、現症の経過）を書き、次いで症状と徴候を記述し、一般的な検査所見を書きます。

症例報告に値する問題の要素の部分は、特に詳しく記述します。

●考察

基本的には原著論文のそれに近く構成しますが、通常はあまり詳しくは書かず短くするのが慣例です。考察の結論はつけるべきでしょう。

●要旨

要旨は不要な場合も多いようですが、つける場合もあります。この点は雑誌の方針によりますが、どちらでもよい場合はつけることにして下さい。

●参考文献

参考文献はもちろん必要ですが、通常は数は少なくします。簡単な英文抄録もつける場合が多いでしょう。

私は麻酔科医という専門の性格のゆえもありますが、症例報告を少数しか書いていません。しかし、その数少ないながら書いたものは、いろいろに記録したり講義に使ったりして、後になって満足を感じています。それから、「あれは症例報告すべきだった」と後悔している例もあります。

だから、症例報告は大切だというのが私の意見です。

2 短報

ここでは「短報」という表題にしましたが、雑誌によっていろいろなものがあります。要するに、純粋の「原著」に値するだけの独創性や研究性はもたず、あるいは研究としては不備な面があるとか、強調点が異なるといった性格のものです。「臨床報告」とか「速報」などは、その面を強調した表題と言えます。

このグループは、たとえば学位論文としての提出は認められないとか、論文としての評価が低いといった面が欠点ですが、逆に雑誌側の審査も厳しくないのがふつうで、掲載が容易という大きな利点もあります。「論文を書く練習」という面では適切です。

特徴

基本構造は原著論文と同一ですが、全体として原著の省略版、短縮版と考えてよいでしょう。

要旨はつけない場合が多いでしょうが、つけても簡単です。雑誌の規定が特に禁じていなければつけましょう。

英文抄録も同じで、雑誌の規定が特に禁じていなければつけます。

参考文献も数を少なくする習慣で雑誌の規定で少なく決めている場合もあります。

雑誌編集部の審査は厳しくないのがふつうで、掲載の可能性はそれだけ高いと期待できます。

論文を書く気持ち

このグループの論文を書く場合、何となく「格落ち」の気分で力を抜く傾向があるかもしれません。しかし、こういうことは知っておいて下さい。論文はとにかく後まで残ります。それに、短い論文ほど読まれる傾向もあります。歴史をみると、この「短報」の形で発表されてそのまま有名になっている論文は少なくありません。たとえば別のところに引用したように、「Fickの原理」を提案した論文は1頁たらずの短い論文です。

ですから、短報だからといって力を抜かず、自分の現在の能力の範囲内でよいけれども全力を出すことを強くお願いします。

3

解説と総説

解説と総説は、いずれも雑誌編集部からの依頼で書く場合も多いので、その場合の著者は本書の読者ではないでしょう。しかし、投稿も受け付けるのがふつうですから書きたい希望があれば投稿してみるのも良いことです。「解説」と「総説」は厳密には少し差があります。いずれも、テーマを設定して、それに関する情報を説明するもので、独創的な研究性は必要としません。

解説

特定のテーマに関して、さらに一部の狭い領域を抜き出して説明するのが通例で、レベルを少し低く設定する場合も少なくありません。たとえば、研修医対象とか専門医受験者対象などとします。

独創性は必要ではありませんが、独創性を出すことも許されます。分量は雑誌の規定によりますが、総説よりもやや少ないのが通例です。

総説

設定したテーマについて情報をすべて収録しま

す。「現在の状況」を説明することを目標として、「完全なこと」、「網羅的なこと」がある程度求められます。

レベルは十分高く設定され、当該雑誌の読者のうちの高いほうの読者を対象とします。独創性は出さないルールです。分量は雑誌の規定によりますが、慣例としてはかなり多いもので、解説よりも長いのがふつうです。

テーマ設定の例

私は呼吸の領域に詳しいので、その領域の例を挙げます。

●総説のテーマの例

「気道過敏性」、「肺水腫」、「気管支-肺胞洗滌法」、「ARDS」、「肺と免疫」、「呼吸不全の概念と診断」、「肺高血圧」、「肉芽腫性肺疾患」、「肺気腫の発生機序」、「呼吸の調節異常」、「遺伝と肺」、「肺の代謝と疾患」、「ARDSの動物モデル」、「喫煙と肺疾患」、「肺結核症」、「肺線維症」、「肺塞栓症」、「呼吸筋」、「肺の発育と疾患発生」、「呼吸器ウイルス」

これは、雑誌『呼吸』の初期の頃の総説表題で、いずれも大きな、あるいは広範なテーマを扱っているのがわかります。

●解説のテーマの例

「酸素中毒」、「運動誘発喘息について」、「播種性血管内凝固症候群」、「睡眠時無呼吸症候群」、「嚢胞性線維症」、「石綿肺」、「カリーニ肺炎」、「過換気症候群」、「肺内水分量の測定」、「高頻度人工呼吸法」、「ポジトロンCT」、「抗原吸入誘発試験」、「肺磁気測定」、「ガス流量計」、「ODC測定装置」、「心拍出量の測定」、「肺生検」、「選択的肺胞気管支造影法」、「喀痰の定量培養」、「Swan-Ganzカテーテル」、「タリウム心筋シンチグラムによる肺性心の診断」、「流体素子」

こちらは、雑誌『呼吸』の初期の頃の解説表題で、総説と比べるとずっと限定されたテーマを扱っているのがわかります。

学会発表や原著論文との関係

解説や総説と学会発表や原著論文とは以下のような関係にあります。関連テーマでいくつか学会発表を行い、原著論文をいくつか書いて、資料を集め、領域全体をある程度まで理解把握できると、解説や総説を書く意欲が生まれます。そうなったら、このグループの文章に挑戦するのが適当でしょう。あるいは、その点を雑誌の編集部が察知して依頼してくるようになります。

書籍執筆との関係

書籍執筆の問題は、その狙いで設けている項目で扱いますが、このテーマとの関連を簡単に述べます。

特定テーマを詳しく研究し、それに関連する解説や総説をいくつか書くと、その領域の把握がさらに進みます。一方で、その領域の読者が多いようなら、書籍出版の可能性が出てきます。出版社から書籍執筆の依頼がくるかもしれませんし、執筆者側から出版社に持ちかけるのも不自然ではありません。

ただひとつだけ、こういう点は承知しておいてムダではありません。解説や総説を含めて、論文はどこかに載せられます。つまり世に出す可能性が高いものです。一方、書籍は出版の可能性が「必ずある」とは言えません。出版社に次々と当たっても全部断られるということもよくあるようです。

「出版のあてのないまま、テーマをまとめて本にする原稿を書いてみる」ことも、自分の勉強にはなり、必ずしも「無駄な努力」ではありません。

ブルックナー、マーラーにみる「発表の機会」

「発表の機会」に関連して、2人の音楽家のことを考えてみます。発表に苦労したブルックナーと容易だったマーラーという、19世紀後半に活動した2人の作曲家の対比です。

機会の乏しかったブルックナーと豊かだったマーラー

ブルックナーとマーラーは、2人とも長大な管弦楽曲で名高い19世紀後半の作曲家で、現在での評価は基本的に同じレベルです。ところで年上のブルックナー（1824年生まれ）は、作品の発表に大変に苦労しました。彼の作品は長大なオーケストラ曲ばかりで、どのオーケストラも指揮者も相手にしてくれなかったのです。器楽曲なら、自分でリサイタルを開いたり、友人の演奏会に1曲加えてもらえますが、オーケストラ曲は「自分で演奏」は不可能で、楽団の演奏会のプログラムに選んで貰わねばなりません。メンデルスゾーンがお金持ちの家系だったのは有名ですが、ブルックナーの場合は特別な資産はなくて、教会のオルガン奏者として生計を立てていたようなので、自費でオーケストラコンサートを催すことは到底不可能でした。そこでブルックナーは第3交響曲をワーグナーに献呈して、世に出してもらおうと頼みましたが、ワーグナーはこれを無視してしまい、結果的にこの曲の「ワーグナー」というあだ名だけが残りました。こうして交響曲を何曲も書きながら、長い間ほとんど演奏されないままでした。

一方、ブルックナーより30歳以上も若いマーラー（1860年生まれ）の場合、作品の性質は似ていましたが、発表には苦労が少なくて済みました。マーラーは若い時に指揮者として名を上げることに成功し、最後はウィーンフィルの主席指揮者に就任して頂点を極めたので、自分の作品を自由にプログラムに載せて発表できたからです。

ブルックナーの作品が演奏されて世の中にみとめられたのは、知り合いのマーラーと、同世代の大指揮者ニキッシュ（1855年生まれ）が作品をみとめて世に出したからで、その時にブルックナー自身は最晩年になっていたそうです。

作家の場合も、名声の確立していない状況では出版編集者に従属しているという話も聞きます。上の関係とちょっと似ているでしょうか。

世の中の他の面にも

作曲から初演まで永い年月を要した名曲が数多く知られています。シューベルトの第8交響曲（第7とも第9ともいうハ長調の曲）は、作曲者の死後10年経ってシューマンが発見して名曲と評価し、指揮者でもあったメンデルスゾーンに推薦して初演しています。バッハの大規模な宗教音楽も、バッハ時代に初演はされましたが、よく知られたのは100年以上も後のワーグナーの力によるといいます。他にもそうした曲が音楽史上には多数あります。

こうした事柄は、実は社会のいろいろな点でも言えるかもしれません。私たちが本を読む時、書いた「著者」を気にしますが、その本を書かせた「編集者」のことは気にとめません。「あとがき」に書いてある程度です。しかし、書いた著者以上に、書かせた編集者の役割が重要かもしれません。

研究でも、行った研究者自身や論文の第１著者以上に、行わせた指導者や組織のチーフがプロデューサーとして実は大きな役割を果たしている場合も多くあるのでしょう。そうした例は一般に知られている以上に多いに相違ありません。

研究にも、知られざる研究は数多いもので、発表から認識までに時間のかかった研究もあります。

それから、こんなことも言えるかもしれません。ブルックナーは、求められた時に作品がしっかりと完成していたからこそマーラーやニキッシュが演奏でき、お蔭で評価が定まり現在も演奏されます。もしかすると、同じように考えて作曲はしたが演奏できるレベルまで仕上げなかったがゆえに、指揮者が演奏したくてもできなかった作曲家もいたでしょう。

論文を仕上げて投稿することの重要性はここにあります。

第4章

パソコンの利用

1
目次とファイル連携は パソコンの最大の利点

この章では、論文執筆の上でパソコンの役割、パソコンを上手に使うにはどんな問題があるかといった問題を検討します。

論文をパソコンで書く際に、目次作成とファイル連携の2つの問題の重要性を述べます。

目次作成とファイル連携

論文を書く際に、パソコンを使うのはもう当たり前です。手書きの原稿を受け取ってくれる雑誌が、たぶんもう存在しないでしょう。

パソコンを使う際に、いろいろな資料や原稿のコンポーネントを1つのフォルダにまとめるのは言うまでもないことで、ぜひそうして下さい。しかし、フォルダ内の個々のファイルをバラバラにしておくのはもったいないので、ぜひ「目次ファイルをつくって、それと個々のファイルとをリンクさせる」技術をマスターして下さい。

論文執筆の段階では原稿全体を1つのファイルにせず、細かく分割します。コンポーネントの状態でファイルを分割した状態において個別に完成に導き、最後の段階で1つのファイルにまとめて、投稿します。

前に、論文1つにはコンポーネントが30あると述べました。その30に対応したファイルを1つのフォルダにつくります。そうして、その30個のファイルの目次をつくります。それが基本のやり方です。

なぜ1つのファイルにしないか

でも、なぜ1つのファイルにしないのでしょうか。「論文は1編なのだから、1つにまとめたほうがやりやすい」とは考えられないでしょうか。

そうではありません。「コンポーネントに分ける」とは、手を入れるのもコンポーネントごと、仕上げるのもコンポーネントごとということです。それなら、コンポーネントをすぐ仕上げることができ、できていなければコンポーネントごとに頭を働かせて要素を考えたり勉強したりできます。

論文全体が大きな1つのファイルになっていては、できた部分とできていない部分が混在していることになり、全体の見通しが悪く、頭も働きません。前に述べた「私たちはモーツァルトではない」というのは、この問題のことです。

もっと具体的にこんな都合もあります。論文の「序論」、「方法」、「考察」などは研究の進行中に書き始めるのが可能で、実際にも慣れてくればぜひ書き始めるべきです。少なくとも、「メモ」は作り始めます。一方、「結果」や「要旨」や「謝辞」は研究が終わりに近づいてようやく書けます。そんな風に書く時期の異なるものを1つのファイルにして、一部は文章を書き、一部は空欄にしておくと、全体の見通しが悪くて苦労します。

目次＋個々のファイルという組み合わせ

ですから、目次ファイルを作り、目次の項目に対応したファイルを作っておきます。コンポーネントの数は始めに説明したように30くらいが必要なので、その数だけ目次の項目を作ります。場合によってはある程度はまとめて、始めに述べた14か、もっと少なく10以下でもよいかも知れません。しかし、基本はコンポーネントの数としておきます。あまり数少なくすると不便なはずです。つまり、ファイルをバラバラに放置しないで

- 序論Aのファイル、序論Bのファイル、序論Cのファイル
- 方法Aのファイル、方法Bのファイル、方法Cのファイル、方法Dのファイル、方法Eのファイル、
- 結果Aのファイル、結果Bのファイル、結果Cのファイル
- 考察Aのファイル、考察Bのファイル、考察Cのファイル、考察Dのファイル、考察Eのファイル、

- 要旨のファイル
- タイトルのファイル

などをつくり、それをバラバラに放置せずに、目次のファイルをつくり、個々のコンポーネントのファイルは目次の対応する項目とリンクします。

目次ファイルを作っただけで見通しが随分よくなりますが、さらに「目次と個々のファイルのリンク」が加わると使い勝手が数段向上します。目次ファイルの当該項目から、本文のファイルがパッとワンタッチで開けるからです。たとえば、目次ファイルの「結果A」のところにカーソルを移動して、「結果A」のファイルを一瞬で開けます。今の強力なパソコンでは、必要ならファイルを5個でも10個でも同時に開けます。目次ファイルも各コンポーネントも、後で追加も削除も自在ですから、始めから完璧を期す必要はありません。

仕事が進行するにつれて、進行状況に応じて目次ファイルの各項目に「完成」、「ちょっと調査必要」、「手がついてない」などのコメントや、自分用のマークを付けましょう。

仕事が終わってファイルがすべて完成したら、最後に目次ファイルを使って全部のファイルを「コピー／ペースト」で合成して1つのファイルにします。それは、ほんの数分の手間で完了します。

こうして、「目次ファイル」と対応する「本文のファイル」の間を自在に往来してみると、前に述べた「トップダウン」と「ボトムアップ」を組み合わせる感覚がわかるでしょう。

リンクの例はインターネットのブラウザ

次に「ファイルのリンク」あるいはハイパーリンクを説明します。インターネットを「ブラウザ」(インターネットエクスプローラーやネットスケープ）で使う際に、ハイライトしている文字やアイコンをクリックするとそこへ跳んでいきます。あれが「リンク」あるいは「ハイパーリンク」です。あれがなくて、自分で探しまわったり、“http：//何とか”とか、相手のアドレスの数値を入力し直して、ようやく希望のところへ跳べるとしたら、ずいぶんと使い勝手が悪いでしょう。ファイルリンクは、インターネット使用を支える基本です。

そうわかっていながら、自分のパソコンの中は「まあ探せばいいや」と、いちいちフォルダを開いてファイルを探すのをルーチンにして、「ファイル同士をリンクする」ことを怠っていないでしょうか。そもそも、ふつうのソフトウェアでそんなことができることをご存知でしょうか。

とてももったいないことです。インターネットでわかる通り、電子ファイルは自由にリンクして自由に跳べるのが特徴で、それによって使い勝手が大幅によくなります。自分のパソコンの中も、ファイル同士をリンクさせて、目次から対応するコンポーネントへ跳べるように、手作業で探さずに見つかるよう設定しましょう。

MS-Wordのハイパーリンク

印刷した論文や本でも遠くの頁に跳ぶのは苦手ですが、パソコンの大きなファイルは『長い巻紙』の構造で、大きなファイルの遠いところへ跳ぶのは本よりも苦手で、小さいファイルの間を往来するほうが合理的です。

目次と個々のファイルとのリンクについては、文章をMS-Wordで書く場合はその“ハイパーリンク”機能が使えます。この方法はご存じない方が多いかもしれないので、詳しく説明します。

MS-Wordの“ハイパーリンク”機能は、通常はMS-Wordの「挿入」の箇所にあります。ヴァージョンによっては所在は異なりますが、必ず付属しています。私自身はあまり使わないでいましたが、これから説明する使い方は、山梨大学の増井健一先生から教えて頂いたもので、それを機会に時々使うようになりました。

1) 目次項目の該当部分をマウスでなぞって反転させておいて、ハイパーリンクを起動する。
2) 開いた窓に、対応するファイル名を書き込んで

OKする。もっとも、実際にファイル名の文字列を打つ必要はありません。『参照』をマウスクリックして、出てきたファイル名リストから選びます。

3) 上記のマウスで反転させておいた目次項目にアンダーラインが引かれ、同時に該当部分の色がかわって、ハイパーリンクがついたことを示す。

4) 使う時は、ここにマウスカーソルをおき、左クリックすると狙いのファイルが開く。

これがMS-Wordでのファイルリンクのつけ方の基本です。

エディターのタグジャンプ

WZや秀丸のようなエディターでのハイパーリンクのやり方は明快で、項目の後に対応ファイル名を書きこみます。使う際は、そこへカーソルを移動して必要なキー（WZではShift＋F10）を打てばファイルが開きます。こちらは「タグジャンプ」と呼ぶ習慣です。ファイル名をタグ（標識）に、跳ぶ意味です。

「ハイパーリンクhyperlink」も「タグジャンプtag-jump」もパソコン用語で、一般の辞書にはありません。両者とも、ファイル名だけでなくて跳び先の行も指定できます。あるいは、同一ファイルの違うところに跳ぶことも可能です。この機能を使うと、大きなファイルの冒頭に目次を書いておいて、目次の各行から本文の当該項目の冒頭部分に跳ぶように設定することも可能です。

MS-Wordのハイパーリンクと、エディターのタグジャンプを比較すると、ほんの少しだけ外から見える差があります。MS-Wordのハイパーリンクの場合、リンク先のファイル名は蔭に隠れていて見えません。一方、エディターのタグジャンプではファイル名をそこにしっかり書き込むので、リンク先が明瞭です。良否の問題ではなくて、使い方によっては気分に差が出るかもしれません。

相対パスと絶対パス

『相対パスと絶対パス』を説明します。MS-Wordのハイパーリンクの画面の下方に、『相対パスで指定する』という項目があります。もし、目次ファイルと対応ファイルが同じフォルダ内（同一パス名）なら、ここはファイル名を書くだけで済み、『相対パスで指定』です。慣れるまでは、このやり方を採用して下さい。

しかし、まったく違うフォルダにリンクをつける場合もあり、その場合はフォルダの名前をしっかり書き込む、つまり『絶対パスで指定』にします。

他の形式のファイルも呼び出せる

ファイルのリンクでは、呼び出す相手のファイル形式を限定しません。ファイル名に拡張子を書き込めば、別形式のファイルも呼び出せます。“.xls”ならエクセルを、“.bmp”や“.jpg”なら図のソフトを、“.ppt”ならパワーポイントを呼び出します。ですから、論文に組み込む予定の図・表・写真も、目次ファイルに書けます。

これまで私は、「ファイル連携」のテーマではエディターのタグジャンプを中心に解説してきました。1995年の『パソコンをどう使うか』以来、一貫してそうしてきました。リンクのつけ方としては、エディターのタグジャンプがたしかにスマートですが、できたリンクの使い心地はMS-Wordも悪くありません。第一、「文章を書く」際のMS-Wordの使用頻度が断然高いので、リンクを付けるのは少し面倒でも、使いなれたソフトを捨てて無理にエディターを使うのは不合理です。上記のハイパーリンク法は、十分に実用になりますから、ぜひこれを使いましょう。

私は「速度は力だ」と考えますが、このリンク利用のファイルの開け閉めに、それがあてはまります。大きなファイルで書き込み先を探したり、手作業でファイルを探していては、スピードが出ません。ぜひ「ファイルのリンク」を利用して、高速で仕事場にたどりついて能率を上げるように工夫して下さい。

ここでは目次ファイルを作成してそれを中心に仕事をする手法を述べましたが、別の使い方もあります。ファイルの中に書き込みたくはないが、念のためすぐ参照できるようにしておきたい別のファイル、たとえば別の論文や特殊な図や辞書の項目なども、このようにして必要ならすぐ参照できるようにしておくのも有用な手法です。

図説明　論文目次の表

序論	“序論9.doc”
方法	“方法9.doc”
結果	“結果9.doc”
考察	“考察9.doc”
要旨	“要旨9.doc”
タイトル	“タイトル9.doc”
表1	“c：¥data¥xls¥灌流表1.xls”

MS-Wordのハイパーリンクを利用した論文目次の例。左側の「序論」、「方法」、「結果」、「考察」、「要旨」、「タイトル」は、それぞれアンダーラインがついて、“ハイパーリンク”した相手があることを示している。画面では、この文字はさらに色もかわる。右側の「序論9」、「方法9」、「結果9」、「考察9」

などは、対応しているMS-Wordファイルの名前。書く必要はないが、一応のメモとして記述してある。“9”をつけたのは、同名ファイルができて混乱するのを防ぐため。「タイトル」までは、対応ファイルは目次ファイルと同じフォルダ内にあり『相対パス』で済むのでパス名は書いてない。最後の「表1」とそれに対応した「c：¥data¥xls¥灌流表1.xls」はエクセルファイルで、『絶対パス』の書き方を使っている。エクセルファイルを集めたフォルダにあって、目次ファイルとフォルダが違うのでこうした。

このファイルをテキストファイルに作り直せば、そのままエディターのタグジャンプに使用できる。その場合、左側の欄の「序論」……などの単語がただのメモとなり下線も消え、右側の「序論9」……などの文字列がリンク先を表す。キーの押し方も違う。

2

テキストかMS-Wordかの問題

論文を書く際に、テキスト形式で書くか、MS-Wordや一太郎のようなワープロソフトを使って書くかを少しだけ検討します。

エディター使用の方式

私自身のやり方は、「文章はテキストで書く」方法です。MS-Wordは、印刷の時にしか使いません。最大の理由は、以前から「使い慣れている」からで、それにテキストならいつも形式が決まっていてどのパソコンでも読めるという利点もあります。ワープロの場合は上位互換で、古い形式のファイルを新しいソフトで読むことは可能ですが、新しいソフトのファイルを古いソフトで読むことはできないかもしれません。

MS-Wordで十分

しかし、現在のテクノロジーのもとで、私のようにテキスト形式にこだわるやり方は公平に見て疑問です。理由は簡単で、MS-Wordが広く普及して標準になっているゆえです。

「MS-Wordが標準」つまり、知っている人が多いということは、他の人と知識がシェアできることを意味します。「普及しているものを使う」のは、大きなメリットです。

現在では「テキストでなくては受け取らない」といわれる場面が少なくなりましたが、万一そういわれる場合もMS-Wordでテキストファイルを作成して渡すのは簡単です。

MS-Wordファイルは、テキストファイルに比較すればたしかに大きいけれども、現在のパソコン環境や通信環境でそれが問題になるほど巨大ではありません。この差は無視できます。ソフトの「重さ」も同じで、現在のパソコンの性能からみればどうということもありません。

一方、MS-Wordには利点もあります。図の挿入が自由にできる点と、文字の修飾が可能な点などです。前者は、テキストファイルでも不可能ではありませんが、少なくとも同一画面には出せません。

文字の飾りの点は、危険もはらみます。文字の飾りや、傍点などの「修飾」に手間をかけて文章自体を練ることを怠る危険です。それは意識して下さい。「修飾」は無意味ではなくて、場合によっては有用ですが、それにとらわれないようにして下さい。

私が「テキスト」になっている経緯

私が文章をエディターで書き、ファイル形式をテキストにするようになったのには明確なきっかけと経過があります。まだWindowsになる前のMS-DOSの時代、日本のパソコンはNEC（日本電気）の“PC-9801系”というものがマーケットを支配して、私も使っていました。文章は「新松」というワープロソフトを使って書きました。1980年代全体がそうです。

1989年になって、東芝が“Dynabook”という素晴らしいパソコンを発表して、今のノートパソコンの先鞭をつけました。この装置が気に入って使う際、ソフトウェアをどうするか検討して、“VZ-Editor”という製品が、日本電気の“PC-9801系”と東芝の“Dynabook”とに単一製品で対応していることを知りました。つまり、このソフトウェアを使えば、「文章を書く」機能に限れば、2種の違うパソコンを自在に併用できたのです。その場合、使えるファイル形式はもちろん「テキスト」です。

“VZ-Editor”を使い始めて、2つの機能を特に気に入りました。ひとつは、その軽快さです。当時のパソコンにはメモリが1MBしかなかったのに、OS+ワープロソフトの組み合わせではそのかなりの部分をとられて文章を書けるメモリの余裕が100KBくらいと乏しくなったのに、OS+エディターならメモリが500KB以上も大きく空いていて使いやすかった点です。もうひとつは、タグジャンプです。ワープロソフトにも実は類似の機能がありましたが、メモリの余裕が乏しい状況では実用性は乏しいものでした(注釈：1990年のパソコンの「メモリが1MB」という点にご注目下さい。現在のパソコンのメモリは、256MBから1GBと巨大です)。

そういうわけで、ワープロソフトのファイルも全部テキストに変換して、テキスト中心の使い方になりました。Windowsの時代になって、私は「秀丸」も少し使いましたが、"VZ-Editor" の使い方を引き継いでいる "WZ-Editor" のほうが気分がよいので、そちらを常用しています。

私は使い慣れた「テキスト+エディター」ですが、そういう経緯にとらわれる理由のない方々は、MS-Word一本でまったく差し支えない、ファイル形式もテキストにこだわる理由はない、と考えます。

3
PubMedの使用

論文を書く際にインターネットにアクセスするのは当然として、その有力な手段である“PubMed”が有用な点と、その基本的な使い方を知っておきましょう。

PubMedとは

PubMedは、アメリカの国立図書館医学図書館（National Library of Medicine）が持つデータベース「メドライン：Medline」のうち、電子的に無料公開している部分を言います。メドラインは、基本的には1966年に始まったシステムで、それ以降の論文の著者名、タイトル、雑誌名、巻、ページ、要旨が入っています。要旨が入っていないものも多く、特に初期のものは要旨入りが少ないようです。さらに、当初は1966年から始まりましたが、現時点で少しずつさかのぼっているようです。

入っている論文の量は、メドライン本体は、データベースの量として1万GB以上あるいは10TB以上（TBは「テラバイト」で、GBの1,000倍、「1兆」つまり10の12乗）の由です。論文の数でいうと、一応1,200万ということです。

PubMedへのアクセス

PubMedにアクセスするには、

- http://www.ncbi.nlm.nih.gov/entrez/query.fcgi

  または、

- http://www.ncbi.nlm.nih.gov/entrez/query.fcgi?CMD=Limits&DB=pubmed

ですが、これを打ち込まなくても検索ソフトで“PubMed”と入力すれば見つかるでしょう。

PubMed自体はすべて無料ですが、PubMedのデータはいろいろと別のデータやホームページにリンクしており、跳んだ先は課金のつくものがある点に注意して下さい。

PubMedでの検索の仕方

電子データは、一般に“検索”が得意ですが、PubMedはもとのデータベースが巨大なので、じょうずに「制約をつける」必要があります。さもないと、検索にかかるデータが多すぎて処理に困ります。

通常の検索枠の中に、著者名やテーマを加えて制約を付加して探すのも可能ですが、やや合理的なのは“Limits”という語で表現されている画面に進んで、制限をつけます。

“Limits”の内容は、

言語：英語だけとする。日本から発表された論文は多いのですが、日本語はありません。

期間：最近1年以内とか、2年などで制限します。

総説と原著論文：「総説」という制限を加えると、その範疇だけがでます。総説は要旨が入っている比率が少ないようです。

対象：ヒトのデータだけとか、年齢で制限することもできます。

最初に多数出すぎて始末に終えない場合に、このような制限で妥当な数まで減らします。

論文の本体が読める場合もある

PubMedで要旨を読むと、「この本文は公開されている」という情報がみつかる場合があります。この「本文公開」は、PubMedではなくて、当該雑誌自体の頁であり、原則として有料です。

しかし、無料で読める条件がいくつかあります。

- 雑誌自体が、テーマを選んで特定の論文を公開する場合。
- 自分が予約購読している雑誌（出版社に必要な情報を知らせればよい）。
- 自分が所属している学会の雑誌。
- 自分の所属する施設（大学や病院）の図書館が契約していて、施設内の端末からアクセスする場合。

PubMedの絶対的な用途

PubMedにはいろいろな使い方がありますが、「論文を書く」上で私が特に有用と考えるのは、論文の著者名とタイトルです。いずれも、眼で見てキーを打つと間違いやすく、しかもMS-Wordの綴りや文法のチェックでは訂正困難です。しかし、PubMedはまずまず信頼できるので、これをコピー／ペーストすれば間違える危険が避けられます。

PubMedに載るかが重大

PubMedがあまりに有名で、その上無料で、皆がアクセスするゆえに、雑誌特に英文雑誌にとってはPubMedに載るか否かは重大な問題です。早い話、PubMedに載れば検索されるけれど、ここに載っていないと世の人たちからはまったく顧みられないからです。それで、新しい雑誌はいろいろと努力して掲載を図ります。

PubMedはアメリカ製なので、アメリカのものを優先する傾向は否めませんが、一方で科学として客観的であろうとする態度も捨ててはおらず、まずまず信頼できます。

4
自分が以前に書いた論文の活用

自分の論文は、理解も記憶もしっかりしているので、もし関連のものがあれば、ぜひ活用しましょう。使わないのはもったいないことです。

自分のデータを使う

論文を多数書く人にとっては、自分が以前に書いた論文の活用はいわば常識ですが、そういう人は本書の読者ではないと見なします。

そうは言いながら、自分の論文がすでにいくつかある人もいらっしゃるでしょう。それなら、ぜひ使いましょう。

他人の文章を写すのは剽窃であって、倫理的にはもちろん、場合によっては法律的にも重大なトラブルを招く危険がありますが、自分の論文ではその問題はありません。もし、原稿がパソコンの中に残っていない場合、別の項目で説明するOCRを使ってパソコンに取り込むと使いやすくなります。

ぜひ利用しましょう。その場合、ファイルリンク機能でジャンプできるようにしておくと、忘れたり行方不明になることを防げます。

5

OCRは入力装置として使える

この項目では、入力装置としてOCRを使う問題を検討します。

他の論文や本の文章の一部を自分の文章の構造に利用したり、その本の中に書いてある構造や目次部分を自分のパソコンにとりこみたいと思うことがきっとあるでしょう。

その場合、文章を実際に読みながらアウトラインをパソコンにメモしたり、構造を写したりするのがふつうで、それはそれで有用ですが、もうひとつの方法として「OCRを使う」というやり方を知っておくと便利で、時には役に立ちます。

OCRとは

ご存じない方のためにOCRを簡単に説明します。OCR（optical character recognition）は、印刷された文字を「文字」として読み取ってパソコンに取り込むことで、私たちは頭脳の働きでこれを行っていますが、現在ではパソコンのソフトウェアが行うようになり、その性能はバカになりません。

具体的な手順はこうです。まず印刷頁をスキャンしてパソコンに画像として取り込みます。この時点では「画像」ファイルなので、「画像処理ソフト」つまりWindowsなら“Paint”や“Microsoft Photo Editor”のようなものでしか処理できません。「OCRを行うソフト」は、文字の画像をパソコン内で「文字」にするソフトで、これを使うことによって、「文字処理ソフト」つまりワープロやエディターで処理できるようになります。

OCRがどのくらい正確に「文字化」してくれるかは、いろいろな条件に依存するので一概に言えません。要素としては、元の文章の印刷の美しさが重要で、新しいパソコン印刷文書（たとえば手紙）などは見事に「文字化」します。これに対して、古い本の字、かすれた字、コピーした文書、斜体、ルビ（漢字のわきに振られているカナ）などは苦手で間違いが多くなります。

でも、あまり正確でなくてかまいません。そもそも「眼で読んでメモする」代わりに使うのが本来の目的で、間違いは自分で直せばよいからです。

自分の文章を書く資料にする目的の場合、あまり正確だと「コピーしただけで安心」してしまって逆に役立てにくいかもしれず、自分で手を加えるからこそ記憶にも残り、手を入れやすくなって役立つという面もあります。

OCRは頭脳への入力装置

つまりこう考えることもできます。OCRは「文章をパソコンに取り込むソフト」ですが、それと同時に「頭脳への入力装置」と考えてもよさそうです。

私自身は中学生から高校生くらいまで、「字を書いて写すことで頭に入れる」という作業をしていました。私に限らず、おそらく数多い方々がある程度は経験しているでしょう。漢字や英単語を覚える場合はもちろん、理科や社会科でも類似のやり方を採用しました。「写経」の経験は私にはありませんが、たぶん同じ考え方によるのでしょう。

「書いて頭に入れる」という手法は、私の場合は大学から医学部に入って、処理する情報量が急増して止めたと記憶しています。

OCRの間違いを直すのは、この「書いて頭に入れる」のと近い要素があるように感じます。それによって、情報をしっかり頭に入れるということです。「何でもOCRに」がムダなのは言うまでもありませんが、「そういう方法もある」ことを知っていると状況によっては有用です。

画像を消さないで

なお、スキャンした画像は以前は消していました。パソコンのハードディスクが小さかった時代は、使った画像は消す以外には選択の余地はありませんでしたが、今はハードディスクが強力になったので無理に消す必要はありません。

ついでに、画像の形式について触れます。一般には “Gif” という形式が一番小さいようです。“bmp”（bit-map）でモノクロなら、A4 1枚で30KBくらいと小さいのですが、それでもGIFは同じものが12KBとさらに小さくしかも一応色がつき、単純な色や黒白の文字画面はこれで十分です。一方、写真や中間色のある絵は “JPG” という形式が小さいようです。

もっとも、OCRソフトによってはGIF形式を直接は受け付けないものもあるようで、その場合は “paint” などで形式の変更が必要です。

OCRソフトについて

私の手元にあるのは、「読んでココ」と “e-typist” というので、いずれもスキャナーを購入したら簡易版が付属していて試用し、現在は前者の商品版を購入して使っています。英文もまずまず使えます。英文に使うときは、「英文である」という指定と、辞書を使う指定を忘れないようにしないとデタラメな文字になります。

手書き文字のOCR

2004年夏に、大量の手書き文字（謄写版印刷）のOCRを試みる機会がありました。45年ほど前の縦書き文書の復刻を試みたのです。引き受けた時点では「謄写版印刷」ということに気づかず、OCRソフトで何とかなるつもりでしたが、認識率は最悪でした。漢字の認識が悪いのはもちろんですが、カナ（平仮名）の認識も劣悪でした。面白かったのは、コンポーネントが分かれている文字が特に悪かった点で、たとえば「う」を「、」と「つ」と認識するとか、「お」を「、」と「す」と認識するなどは最後までダメでした。辞書に登録することである程度は改善しましたが、手書き文字は印刷文字ほどには安定していないので、書体が少し変わったり前後関係でスペースが微妙に変化するとすぐ認識できなくなる現象の繰り返しでした。

手書き文字の認識の需要が多ければ、ソフトウェアが改良されるのかもしれませんが、現時点では需要が乏しいのも機能が貧弱な理由のひとつでしょう。

結局、かなりの部分をキー入力で行う羽目になりました。

6
出力とパソコン：機械的に仕事した例

論文をまとめる上で、仕事を細かいコンポーネントに分割して、個々の要素を「機械的に仕上げる」点を本書では強調しています。

私自身は本もこのやり方で執筆しますが、少し前にある本を翻訳した際の経験でも、特にこのやり方が顕著だったのでそれを説明します。この例が、分割可能な要素の「機械的仕上げ」に進めたことは、仕事が完了した後に認識したので、開始の時点では特に意識してはいませんでした。

翻訳の申し入れから承諾まで

2001年7月、ある出版社から小さな本の翻訳の相談を受けました（参考文献1）。本はハウツウものでおもしろいけれど、ぜひ自分で訳したいとの欲望をそそられるほどの内容ではありません。しかし、パソコンを徹底的に使って翻訳をする手法を、久方ぶりに採用してみたいとの希望を抱きました。1993年秋に類似の手法で翻訳を一度行った経験があり、今回は8年後です。パソコン本体・周辺機器・ソフトウェアの能力や使い勝手を始め、大きく変化した状況が仕事にどう影響するか見届けたいと感じました。それにもうひとつの伏線として、翻訳とは無関係ですが、少し以前にスキャナー＋OCRをたっぷり使った経験があり、そのノウハウを生かしたい気分にも触発されました。

ふつうの翻訳のやり方は、本を手元においてそれを見ながら頭の中で訳してパソコンに入力して行きます。それに対して、「パソコンを徹底的に使って翻訳をする手法」とは以下のようにやります。

「本の各頁をスキャナーでパソコンに取り込む」（ファイルは画像）→「OCRでテキスト化する」（英文の文字になる）→「翻訳ソフトで粗訳」（一応日本語）→「手作業で文章を完成する」→「通信で原稿を入稿」

相談を受けた時点で、手元のOCRソフトがかなり優秀な点と、取り込んだ画像を画面に出しながら、OCRの出力テキストと較べながら修正できて具合がよい点とは判明していました。OCRは日本語用も強力ですが、英文に対しては特に高性能です。

翻訳ソフトは不明でした。以前の古いものは、性能はそこそこでしたが今のパソコンでは動きません。しかし、新しい製品の価格が安いことはわかっていたので、有名なソフトを1つ買ってみました。カタログ性能は十分です。

以上の組み合わせで、数頁だけ翻訳を試みて、「これなら楽しくできそう」と見通しをつけて承諾しました。打診から11日後です。

翻訳の実行

期間とエネルギーがどの程度必要かは、明確に予測しませんでしたが、実際には50日で完了し、最初の打診から2カ月で完成原稿を送付しました。「半年」という出版社の希望よりずっと短期間でした。進行スケジュールを示します（図表6）。

頭を使う部分が少なく、「筋肉労働」の要素が大きかったと痛感しました。原文のコピーを2頁ずつスキャナーで画像化し、OCRでテキストに直し、OCRの間違いを訂正し、できあがったテキストを翻訳ソフトにかけましたが、ここまでは通常の翻訳手順なら不要なステップです。その段階では、「余分な手間をかけたかな」とも感じました。頭を使わない「筋肉労働」の部分です。

しかし、その先に進んでから、ふつうなら頭をつかってくたびれて能率の悪い仕事が、事前の「筋肉労働」のお蔭で高速に気分良く進んで疲れず、結局全体として楽に進んだとの印象を強く抱いて完了しました。具体的には、

1)パソコンソフトによる粗訳までは、完全な手作業つまり「筋肉労働」で頭はほとんど使わない。頭脳労働は、OCRの誤りの訂正だけ。

2)翻訳も、日本語になっていてキー入力が少なくてすむ。並べ替えだけの面が多い。

3)原文が画像としてパソコンにあるので、「ノート

【図表6 「機械翻訳」の手順と進行スケジュール】

（すべて2001年）

①本の各頁をスキャナーでパソコンに取り込む

②OCRでテキスト化

③翻訳ソフトで素訳

④手作業で文章を完成

⑤原稿をメール入稿で完了

	7月 9日	最初の打診（メール）
	7月14日·	本を受け取る。
①	7月17日	スキャナーで一部とる。翻訳ソフト購入・組み込み。
②	7月18日	テキスト整理開始。
	7月19日	翻訳ソフト試用。
③	7月20日	翻訳許諾の返事、翻訳開始。スキャナーでの取り込み完了。
	7月21日	翻訳進行。原文画像ファイルのCD-R作成。
	7月25日	原文のテキストをまとめてソフト翻訳。
	8月10日	翻訳順調。全体を一応完了。見直し開始。
④	8月27日	見直し完了。残る英文を消しながらさらに見直し開始。
	9月 7日	印刷して最後の見直しとチェック。
⑤	9月10日	翻訳原稿完成、メールで発送。

パソコンを取り出す」だけで仕事が始められる。

4）原文と翻訳文とを、画面に同時に出して較べながら進められる。

5）したがって、細切れ時間が有効に活用できる。20

分か30分の仕事の合間や、電車の中でも一仕事できる。

その後、別の本の翻訳を同じ出版社から依頼され、同様の手法で完成しました（参考文献2）。

翻訳のこれまでの経験との比較

これまでの翻訳では、パソコンをまったく使わないものから、大幅に使ったものまでいろいろな手法を採用しています。ふつうのやり方では、訳文の執筆自体にはパソコンを使いますが、翻訳自体は本を横において読みながら訳して行きます。今回の方法をそれと比較してみます。

1) 翻訳は頭に負担がかかります。「訳す」のも大変だが、前後の文章の整合性を合わせるのも大変。すでにあるものを修復するのは楽で、特に「単語自体は訳せている」のは有用です。
2) キー入力自体が少ない。私はキーも速いし、IME辞書も充実していますが、今回の方式はキーを打つ量がずっと少なくて済みました。
3) 原文と本文が同じ画面にあり、本を取り出す手間がなく、頭や視線を動かす幅も少なくて済みます。
4) パソコン内の辞書が有用で、英和辞書の他に、広辞苑や医学辞書の効用も大です。
5) 同じ仕事の継続でなくて、スキャナー→OCR→翻訳ソフト→手作業と段階が区切られ、その代わりに手作業部分が簡略化して高速です。

以前の同手法との比較

今回の手法は1993年秋に一度使っています。その際との比較を表に示してみます（図表7）。

1) **翻訳ソフトの価格と性能**：今回のは7,000円という驚くべき低価格で、性能はもちろん向上しています。特に英和辞書の性能が大幅に改良されています。以前の辞書は「豆単」クラスで、医学用語に限らず登録が多数必要でしたが、今回は中辞典レベルで賢さは十分です。速度の改善は、パソコンが強力ですから当然です。

2) **OCRの性能**： 使用したのは日本製の日本語用で、「英語も扱える」とうたっている、スキャナーに無料で付属のもの（「読んでココ」のバンドル版）でしたが、英単語辞書を内蔵していて性能は良好でした。ただし、斜体文字は苦手です。ちなみに「英単語辞書使用」をはずすと、デタラメの度合いが急増します。

3) **取り込んだ画像とテキストを並べて画面に出せる**：8年前のパソコン画面は640×400、画面のドット数は今の1/3で、これは不可能でした。

4) **画像の表示と保存**：8年前に画像を取り込んだ時は、使用後はハードディスクから消しました。しかし、今回はハードディスクからは消しましたが、

【図表7 「機械翻訳」の1993年と2001年の比較】

		1993年	2001年
費用	スキャナー	10万円	3万円
	OCRソフト	7万円	0(スキャナーに付属)
	翻訳ソフト	10～20万円	1万円未満
性能	速度(10KBの英文の訳)	1時間	2分
付属辞書		豆単級	英和中辞典級
翻訳機能		まずまず	少しだけ進歩
原文画像		原文表示困難	原文表示可能(原文と訳文の同時表示可能)
原文画像保存		画像保存困難	画像保存容易

一応CD-Rに残しました。以前は、画像の表示能力も貧弱でした。

今回の翻訳は、以前に出版した「学会発表」の本と同系統です（参考文献4)。この本の原書は1970年代に出版された古いもので、翻訳出版当時の1990年のパソコン技術を使って発表を近代化する手法を、私が巻末に書き加えています。今読むとほほえましく感じます。「プレゼンテーションソフト」が一般化しておらず、スライドはワープロで作る方法の説明にも苦笑しますが、滑稽なのは次の記述です。

………（前略）パソコンやワープロの画面を直接TVに映写するのは、技術的には可能である。しかし、非常に費用がかかり実用のチャンスはほとんどない。

これに対してパソコンの出力を特殊な液晶画面につないで、オーバーヘッドプロジェクターに映写するのは比較的簡単な装置で可能であり、費用もあまりかからない。欠点は色がでないことと、速度がややのろい点である。（後略）………

1990年当時、パソコン画面を投影はできたが、カラーは極端に高価で、廉価なものはモノクロだったことがわかります。

〈参考文献〉

1. 諏訪邦夫訳「学位論文――成功への戦略とテクニック」総合医学社、東京、2002
2. 諏訪邦夫訳「学者として成功する法」総合医学社、東京、2002
3. 諏訪邦夫（監訳・共訳）「モニター麻酔学」総合医学社、東京、1994
4. 諏訪邦夫訳「学会発表――アイディアとテクニック」総合医学社、東京、1990（新装版、2001）

7
「論文作成ソフト（エンドノート）」を使う

論文を書く問題では、「エンドノート」という論文作成用のソフトウェアのことをはずせないので、その問題に触れます。

ソフトウェアは、マスターに手間がかかるので、最初の数編の論文は手作業が望ましいと考えます。しかし、たくさん書くようになったら、エンドノートのようなソフトウェア使用が合理的です。

有用性が高いのは英語論文執筆の場合なので、日本語の論文を数少なく書くという本書のレベルでは有用性は低いと考えます。でも、ソフトウェアを積極的にマスターすることが好きな方は、最初の論文でもそれなりに有用なはずです。

エンドノート：EndNote

エンドノートの行うことは、“テキストデータを自動的にデータベースにしてしまう”ことと“いろいろな出力の書式を出せる”ことの2つです。

PubMedからとった文献リストをエンドノートに移すと大変に使いよくなりますが、すでにエンドノートに移ったとして、それで何ができるかをみましょう。移し方はあとにします。

エンドノートはデータベースです。データベースの特徴として、次のようなことができますが、やり方がすでにサンプルとして入っています。

PubMedからとったテキストデータは、年代の新しいものから古いものに向かって並んでいるのが普通で、たとえば「著者のアルファベット順に並び替える」ことはできません。ところがエンドノートはそれをいろいろにいじってくれます。

①著者名をアルファベットで並べる
②発表の年代順に並べる。
③“著者名、タイトル、雑誌名、巻、始めのページ、発行年の書式”（一番標準的な雑誌の参考文献の書式）にあらためる（図表8のa）。
④この書式を自由に変える。たとえば、年を著者名のすぐ後において括弧にいれたり、年を雑誌名と巻の間に移動する。
⑤タイトルを省略する（一部の速報誌のように短い文章の場合の形式：図表8のb）。
⑥第1著者だけで、第2著者以降は“et al”とする

他にもいろいろなことができますが、とりあえず例としてこれくらいを上げておきまでょう。

【図表8　エンドノートで2種類に並べ換えた例を2つ】

(a)

Altemeyer, K. H., Mayer, J., Berg, S. S., & Fosel, T. (1986). [Pulse oximetry as a continuous, noninvasive monitoring procedure.
Comparison of 2 instruments].
Anaesthesist 35[1)], 43-5.

Barker, S. J., Tremper, K. K., & Gamel, D. M. (1986). A clinical comparison of transcutaneous PO2 and pulse oximetry in the operating room.
Anesth Analg 65[7)], 805-8.

Beeby, C., & Thurlow, A. C.(1986). Pulse oximetry during general anaesthesia for dental extractions.
Br Dent J 160[4)], 123-5.

Block, F. J., & Detko, G. J.(1986). Minimizing interference and false alarms from electrocautery in the Nellcor N-100 pulse oximeter.
J Clin Monit 2[3)], 203-5.

(b)

1．K. H. Altemeyer, J. Mayer, S. S. Berg, T. Fosel, Anaesthesist 35, 43-5(1986).
2．S. J. Barker, K. K. Tremper, D. M. Gamel, Anesth Analg 65, 805-8(1986).
3．C. Beeby, A. C. Thurlow, Br Dent J 160, 123-5 (1986).
4．F. J. Block, R. L. Meetze, W. H. Frazier, J Clin Monit 2, 289-91(1986).

エンドノートが行うのは何か

エンドノートが行うことは、大きく分けて2つあります。“データベース化”と“データベースの利用”の2つです。その各々を説明しましょう。

1.データベース化

1)テキストとデータベースはどう違うか

テキストとデータベースを比較してみます。テキストはただ文字がつながったもので、いわば“巻き紙に書き連ねたもの”です。“ページ”の考え方も、特に指定しない限りはっきりしません。

一方、データベースはカード、それも非常に強力なカードです。パンチカードはただのカードより強力ですが、データベースはそのパンチカード以上に強力で、項目がしっかり分かれているパンチカードといってもいいでしょう。紙のカードだと、ヘッディングにつけたものの順序でしか並べられませんが、データベースでは各項目がしっかり分離しているので、著者名で並べることも、発行年で並べることも、カードの中の項目の順序を変えることも、特定の条件にあうものを選ぶことも、まったく自由自在です。そこで、前述したようなすごいことができます。

パソコンはこういうのは得意で、たとえば「マイコンピュータ」ではフォルダの中のファイルを「名前の順序」「作成順序」「大きさの順序」「ファイルの種類の順序」などで並べ替えが可能なことをご存知でしょうが、エンドノートもそういう性質を利用しています。

たとえば①の“著者名をアルファベットで並べる”のは、“著者名をアルファベットで並べろ”という指令をプログラムに書いておけばいいのです。エンドノートにはこのプログラムが入っています。②の年代順に並べるのも同じです。

③の“著者名、タイトル、雑誌名、巻、始めのページ、発行年の書式”に書き改めるには、“カードの中の項目をこの順序に並べて、さらに項目の間に必要な空欄をいれたり、コロンやピリオドを書け”というプログラムを書いておけばいいのです。エンドノートにはこれも入っています。

2) テキストをデータベースに変えるには

いくらエンドノートがすぐれたプログラムでも、何か手がかりがなくては、テキストをデータベースに作りなおすことは不可能です。ところが、PubMedのフォーマット（出力の形式）はきまっているのでそれが可能です。

エンドノートは論文のフォーマットを手がかりにして、項目をつくってデータベースとして分類してしまいます。巻き紙を切り離してカードとし、さらに項目に分類してパンチするという感じです。

PubMedのデータそのものが、本来はテキストではなくてデータベースですから、きれいなデータベースに戻しやすいのでしょう。

3) エンドノートの真価

エンドノートの真価は、2つあります。ひとつは上記のようにデータベースに戻してしまう点です。“自動的に”というところがみそです。頭をつかってプログラムを書いてというのは、たいていの人には不可能です。プログラムを書く能力のある人でも手間や時間がかかります。それを“自動的に行う”くらいに、エンドノート自体が汎用性が高くてよくできています。

もうひとつは、エンドノートのデータベース形式になってからも、個々のデータ同士や項目同士を自由に並べ換えたり、書式を変えたりする強力なプログラムを内蔵している点です。

エンドノートを使うと、Aの雑誌の参考文献の形式からBの雑誌の参考文献の形式に、簡単に換えられます。“A誌に投稿して断られたら、その日のうちにB誌に投稿できる”というのがエンドノートの歌い文句で、同じことを研究者の間でも冗談にいうそうです。

エンドノートを使用するかどうかは、論文を多数書くか否かが決め手です。私自身は「今は書く論文の数が少ないからエンドノートは不要」と考えますが、もしかすると事実は逆で「エンドノートを使わないから論文数が少ない」という要素に働いているかもしれません。

エンドノートの入手

日本では「ユサコ」という会社がエンドノートを扱っており、通常のヴァージョンはWindows版もMachintosh版も5万円程度です。安いものではありませんが、みなで使うので、個人購入よりは教室や病院単位で備えるのが合理的かもしれません。

インターネットでの検索では、カタカナではなくて“EndNote”として調べて下さい。

私が調べたURLなどを書きます。

http://www.endnote.com/

http://www.usaco.co.jp/products/isi_rs/endnote.html

〒106-0044　東京都港区東麻布2丁目17番12号

Tel. (03)3505-6161(代)

Fax. (03)3505-6281

ユサコ株式会社

8

キーを打てるのは大前提

パソコンを使う場合、キーを自由に打てるのは大前提だということを説明します。

キーは練習でじょうずになる

論文1本書けば、キーを打てるようにはなりますが、でもずいぶんパソコンを使っている立場なのにキーはたとたどしい人が少なくありません。

私は、「キーは練習でじょうずになる」、「キーは練習してタッチタイプできるのが絶対に有利」という考えを強く持っており、それと関連して「パソコン使用による疲労」というのは「キーがへたなのが大きな要素」で無視できないと感じています。

「あいうえお」だけ練習

理窟を述べる前に、ひとつだけ説明してお願いします。キーを打つ上で、「あいうえお」つまり“a”、“i”、“u”、“e”、“o”の5つのキーだけ練習することに大きな価値のあることをご存知でしょうか。

ローマ字キーは、“ん”以外は、必ず上の5つのキーのどれかを組み合わせます。「かきくけこ」は

“k” と「あいうえお」の組み合わせ、「さしすせそ」は “s” と「あいうえお」の組み合わせ、「ぱぴぷぺぽ」は” p” と「あいうえお」の組み合わせという具合です。ですから、「あいうえお」をマスターすることの効用はたいへんに大きいのです。

ありがたいことに、“a”、“i”、“u”、“e”、“o” のキーは、どれもホームポジションから近い位置にあります。“a” はホームポジション上にあり、他の4つはホームポジションから1つ上に上がるだけです。ぜひ、「キーの習い方」といった本（たぶん1,000円くらいです）を入手して、「ホームポジション」の問題、どの指でどのキーを押すかの問題と、“a”、“i”、“u”、“e”、“o” だけを練習して下さい。

少ない労力で大きな効用を保証します。

私がキーで苦労した経験

1人の経験が全員に当てはまるわけではありませんが、私自身がキーで苦労した経験を述べます。

1982年のこと、ようやく「当時としては」強力なパソコンを入手しました。富士通の9450という優秀な装置で、BASICでのプログラミングにも使い、作表プログラムなども使用しましたが、これにはかなり優秀な日本語ワープロソフトウェアが付属しており、カナ漢字変換辞書もよくできており、さらに印字もきれいでした。

ところが、このパソコンはローマ字を持っていませんでした。漢字を入力するには、JISのカナ文字キーボードを使用してカナを打つ必要があります。

アルファベットは自由に打てたので、「練習でなんとかなる」とばかりに格闘しましたが、文字が50文字以上もある大きなキーボードは私にはタッチタイプが不可能で、日本語入力にはいつも強い疲労を感じました。結局、「日本語を書く」のには使わず、せいぜいスライドの原稿を書くなどの限定した用途に限って使用しました。

その後、NECのPC9801系のパソコンを入手し、ローマ字キーが自由に使えるようになって途端に疲労がなくなったのをよく覚えています。

せめて「あいうえお」だけは、文字を探さないで打てるように練習して下さい。そうしてできれば、他のキーも自由自在に打てるようになってしまって下さい。

9

投稿全体の電子化

一部の雑誌では、投稿のメカニズム全体が電子化されました。つまり、「印刷した原稿でなくて電子状態のもの」、具体的にはフロッピィやCD-ROMやメールを使用します。その場合も、「印刷＋電子媒体」の場合もあり、「印刷でも電子媒体でもよい」場合もあり、さらには「印刷は不可で電子媒体のみ」の場合もあり、メール（インターネット）を使う場合もあります。

現時点では、日本の雑誌では多くはありませんが、今後急速に増えるでしょう。その場合に状況に合わせる必要があるのは言うまでもありません。

自分の手元でゆっくりと印刷して検討

たとえ、最終原稿の送付が電子媒体を利用する場合でも、「すべてのコンポーネントを一度は印刷して検討」して下さい。電子投稿の場合は、編集部が準備した登録画面のほうに上手にチェック機構が入っていて、必要な情報をある程度ととのえないと投稿できないようになっています。たとえば、こちらのメールアドレスを入れてはじめて投稿を受け付けてもらえます。

しかし、こういうチェック機構は原稿の中身までは確認できませんから、それは著者側が手作業で調べて必要な情報を全部書き込んであることを確認する必要があります。

そのためには、「印刷してみる」のが有用で、その印刷体の原稿は実際には送付しないかもしれませんが、有用性は大きいものです。

第5章

英文を書く

この本は、原則として「英文論文を書いて海外の一流誌に投稿する」ことを目指してはいません。それは本書のレベルを越えますから、そこを狙う方々はそうした書籍を参照して下さい。

英語を書く場面

そうは言いながら、たとえ論文を書き始めたばかりの段階でも、英語を書かねばならない状況があります。

たとえば、日本語論文の中で、英文抄録を書くのはたいていの雑誌が要求していて避けられません。タイトルも英語化を要求されます。

あるいは、口頭の発表は日本語でしたのに、論文発表は英語で依頼を受けることもあります。はじめは日本語の論文の予定だったが、英語に変更を強いられる場面もあります。

さらには、一部の学会誌は日本語発表を全面的に停止して、すべて英文にしています。その比率は、今後も少しずつ増えるでしょう。結局、何とか英語を書く必要があります。

1
何とか自力で書いてみる

英語を書くにはいろいろなやり方がありますが、この項目では「何とか自力で書く」方式を検討します。

機会はぜひとらえましょう。貴重な体験になります。誰でも「初めての経験」があるので、それが今回は「英語を書く」という面で発生したのです。

論文は雛形やモデルが多数ありますから、そういうものをまねたりつなぎ合わせれば、他人に頼らずに自力で何とかなる可能性はあります。その上ありがたいことに、学会誌の場合は英文チェックのメカニズムを持っていて、修正してくれるでしょう。もちろん、あまりにお粗末だと「誰かに見てもらえ」と突き返される可能性は否定できませんが、たいていは割合に親切です。

以下にとにかく「最低限の英語でいいから、それを書く」心得を述べます。

短い文章を重ねる、長い文章を書かない

原文：“I think some students imagine that they are Mozart, who reputedly could produce final scores out of his head direct onto the paper.”

（訳文：学生の中には、自分が天才モーツァルトと同じと思っ ている人もいるようだ。話によれば、モーツァルトは何の下書きもなくて頭の中から交響曲の最終楽譜を直接書き出してしまったという）。

この原文は、英語を母国語とする人（Thomas）が書いた文章で、私たち日本人がこういうスマートな文章を書くのは困難です。しかし、次のように分割して書くことは可能です。

分割した文：“Some students imagine that they are Mozart.”（訳文：学生の中には、自分が天才モーツァルトと同じと思っている人もいる）。

“I read in a book that Mozart wrote the final scores out of his head directly onto the paper.”（訳文：本で読んだところでは、モーツァルトは何の下書きもなく頭の中から交響曲の楽譜を直接書き出したという。注：scoreはオーケストラ曲の「総譜」のこと）。

しかし、この2つをただ並べたのでは、訳文の意味が表現できません。順序を逆にして、しかも「モーツァルトのまねは不可能」という記述を加えれば、表現できます。そうすると、こうなります。

作った文：“I read in a book that Mozart wrote the final scores out of his head directly onto the paper. Some students imagine that they can do things as Mozart did. That is not possible. Mozart is a genius. We are not. We cannot do things as

Mozart did.”（訳文：本の記述によると、モーツァルトは下書きなしに頭の中から交響曲の楽譜を直接書き出したと いう。学生の中には、自分が天才モーツァルトと同じようにできると思っている人もいるようだ。でも、それは不可能だ。モーツァルトは天才だが、われわれは違う。われわれにはモーツァルトのまねはできない）。

この文章は、原文とはニュアンスは違っており、スマートでもありませんが、意味は十分に通じます。

関係詞（関係代名詞、関係副詞）を避ける

上で作った文は、同時に関係詞（関係代名詞）を避ける例にもなっています。原文は関係代名詞1語で複雑なニュアンスを見事に表現していてスマートですが、それは同時に関係代名詞の使い方のむずかしさを示す例でもあります。

“and” や “but” でむやみに文章を続けない

例：“Some students imagine that they can do things as Mozart did, but that is not possible.”
と “but” でつなげてはまずいでしょうか。

私はよくないと思います。“but” でつなげるには、前後の文章の重みがあまり違っては具合が悪いのです。ここでは “but” の前の文章は11語なのに対し

て、後の文章はたった4語です。内容の重みも違います。こういうものは独立させます。

これに対して、“Mozart is a genius. We are not.”を“Mozart is a genius, but we are not.”とつなげることはたぶん許されるでしょう。ただし、そうするとその次の“We cannot do things as Mozart did.”の文章の「畳みかける迫力」が弱まるかもしれません。

自分の行動は能動態で書く

例（能動態）：“We used a dog model to analyze the effect of these parameters on survival.”

例（受動態）：“A dog model was used to analyze the effect of these parameters on survival.”（訳文：これらのパラメーターが生存率に与える効果を検討するのに、イヌのモデルを使用した）。

自分が意志をもって積極的に行動することを表現するには能動態を使います。ここは、「実験に動物モデルを使った」という行動ですから能動態を使いましょう。

例（受動態）：“The Glasgow scale is recommended as a quantitative tool for the serial assessment of clinical impairment in patients.”（訳文：患者の臨床像を経時的に定量評価する手法としては、グラスゴースケールが推薦されている）。

こちらの文章は、一般論ですから受動態でよいけれど、自分たちが使ったのなら下のように能動態で書きます。

例（能動態）：“We used the Glasgow scale as a quantitative tool for the serial assessment of clinical impairment in patients.”（訳文：患者の臨床像を経時的に定量評価する手法として、われわれはグラスゴースケールを使用した。）

断定しよう：“think”、“consider” を避ける

例：“In 11 patients, in whom the cause of death was unknown, it was considered to be due to IPF（Interstitial Pulmonary Fibrosis）.”（訳文：死亡原因不明の11例では、死因はおそらく間質性肺線維症と想像された）。

これは「想像する」のですから許されます。

例：“This study confirms that IPF is predominantly a disease of elderly men.”（訳文：間質性肺線維症とは基本的には高齢者の疾患であるとの事実を、本研究で確認した）。

こちらは断定しています。ここに“We think that” などをつけないようにしましょう。

MS-Wordの綴りと文法のチェック

たいへんありがたいことに、私たちの常用するMS-Wordには単語の綴りをチェックしたり、文法をチェックする機能があります。

人名や特殊な医学用語など辞書にない単語も多いので全面的に頼ることはできませんが、一応使ってみてみっともない間違いを避けるようにしたいものです。綴りについては私はよく勘違いをするので、綴りの間違いをこのルートで見つける頻度が高く、こうしたチェックは特に有用と感じます。

2

自分の近辺で探す

英語を書く次のアプローチは、自分の近辺で英語のできる人を探して頼んだり、助力してもらうことです。

原則は自分の周囲の日本人

もちろん、英語を母国語とする人が周囲にいて、その方に頼むのも場合によって有用ですが、ただ「英語のネイティブなら誰でもよいわけではない」ことを知っておいて下さい。「日本語のできる日本人なら誰でも論文が書けるわけではない」のと同じです。

この点は、「英会話を習う」のとは大幅に違います。英会話を習うのも「誰でもよい」わけではありませんが、それでも英会話の勉強なら下宿のおばさんやホームステイ先の子供と話をするのも、それなりに練習にはなります。

これに比較すると「論文を書く」のはかなり特殊な活動であり、論文を下宿のおばさんにチェックしてもらうわけにはいきません。その人の素養に頼る要素が大きく、「ただ日本に居て英会話を教えて生活をたてている不良外人」に論文を見てもらうのは間違いかもしれません。

できれば、論文の内容も一応理解する能力があり、しかも英語論文を書きなれている日本人が欲しいものです。そういう立場で、しかも面倒見のよい人がいれば最高です。自分の直接の指導者なら一番よいのですが、指導者は忙しくてつきあってくれないかもしれません。

探してみると、意外なところにそういう候補者がいるかもしれません。

自力で書いて直してもらう

世話をしてくれる人がいる場合でも、全面的に頼らないで何とか自分でやってみます。最終的なチェックはしてもらうにしても、とにかく自分で努力して、ある程度できてから直してもらいます。そのプロセスが進歩を生みます。いつもいつも始めから書いてもらっていたら、自分の能力に進歩が起こらず、いつまでも書けるようになりません。

3

プロに依頼する

英語を書く最終ないし最高の段階は、「プロに依頼する」ことです。英語を書いてくれる組織や会社、ときには個人企業もあります。いずれにせよ、費用がかかる上に一方でいい加減なところもあるようです。しかし、素晴らしい組織もあります。

その場合も、しっかりした日本語の文章があれば能率がよく、拙くても書いた英語があれば、さらに役に立ちます。

私自身の経験

ずいぶん以前の私自身の経験ですが、私たちが日本語で書いたある論文を、関係する装置の会社が依頼して英語にしました。その素晴らしい文章に驚嘆した記憶があります。

この方は日本人で、はじめはただ日本語を読んだだけで英訳したのですが、その後に別の機会に英語を見てもらって、彼の能力にほとほと感心した経験があります。残念ながら、ずっと以前にその仕事をやめてしまわれました。

事実の問題として、英語のできる人はプロに頼む、英語のできる人ほどプロを使うという傾向が強いというのが、私の周辺での経験です。

これは、ある意味で当然です。そういう人たちは、外国の雑誌に積極的に投稿している人たちなので、自分で英語を書く能力がもちろんありますが、それでいながらプロにチェックしてもらっているのです。

「英語のできる人」は、要求水準が高く、レベルの高い雑誌を狙うわけで、自分の欠点も知っていて、それをプロの能力で補おうと試みるわけです。

こういうのは、英語の問題に限らず、世の中の事柄のいろいろな点に当てはまるようです。幼児の「ピアノのお稽古」なら「町の音楽教室」で間に合わせますが、その子が成長して「本格的にピアノで音楽大学を目指す」ようになれば、「一流の音楽教師」に就かねばなりません。英語も同じなのでしょう。

第6章

投稿まで仕上げる

1

印刷の効用

みなさんは、パソコンで仕事をされて文章を書くとき、それを実際に印刷される頻度はどのくらいでしょうか。

自分では画面で仕事ができるほうだと、私は思っています。といっても、「年齢の割（1937年生まれ）には」だけかも知れませんが、とにかく私の場合は印刷することは多くはなくて「印刷しなくては読めない」という感覚はありません。手紙や講義の配布物のように、基本的に印刷が必要なものは別として、通常の原稿のようにメール送付で済むものを印刷してみることはほとんどありません。

それでいながら、時折印刷してみると発見があるのに驚きます。ですから、特に重要な文章は印刷してみることが少なくありません。その場合、「最終産物としての印刷」ではなくて、「改良あるいはチェックの手順として」印刷するという感じです。印刷によって、間違いが見つかることは頻回にありますし、構造の欠陥がみつかるなど期待しなかった発見もあります。

画面と印刷の役割

根拠は薄弱ですが、感覚的には画面と印刷では脳の働きが違うのではなかろうか、という気持ちを抱いています。

両者の間の大きな差のひとつは、画面と比較すると、印刷では1頁の分量が多いことでしょうか。ふつうのA4の紙に印字する場合の横幅は同じとして、縦の行数は1.5倍から2倍近い量になります。それゆえに、印刷では全景を見渡せるという効果がありそうです。

もうひとつ私の考える要素はこうです。画面を読み直すときは、キーボードに手をおいて、「間違いをみつけたら直そう」という気構えでいますが、印刷したものを読むときはもう少し突き放して「他人の作品を客観的に読む」気持ちに近いのではないでしょうか。赤いボールペンを手にして読む場合でも、マークだけしてあとでまとめて直すのがふつうです。画面ではみつからない評価や批判を生む理由かもしれません。

そんな大げさな差ではなくて、単純に「違う媒体」という要素も原因かもしれません。耳で聴いただけより、映像でみるとわかりやすいとか、文字で読んだのではピンとこなかったことが、解説のテープを聴いたらわかるというのは日常的な経験ですから。

とにかく大切な論文はときどき印刷してみるとい

ろいろなヒントが得られ、構造の改善を思いついたり追加項目に気づいたりして、次のステップに進みやすくなるように感じます。

私が論文を書き始めたのは、1960年代の半ばです。英語はタイプライターがあったので、強い不満は抱きませんでしたが、日本語は横書き原稿用紙に手書きで書きました。1頁にたった400字で、しかも読みにくい手書き文字です。最近になって、昔の原稿が出てきて懐かしく読みましたが、同時にその能率の悪さを改めて思い出しました。

パソコン使用のありがたさを痛感します。

2

雑誌を3つ準備

本書は自分の経験や意見を書いた部分が多いのですが、この項目で書くことは私のアイディアや行動ではなくて、ある本に書いてあったことです（参考文献参照）。しかし、非常に有用な考え方だと思うので紹介します。

私自身も、結果的には類似の行動をとっていたようですが、しかし当初からしっかりプランするのは、「結果的にそうなった」のよりも優れていると考えます。

投稿先の雑誌を3つ考える

その方針とは「投稿先の雑誌を3つ考えておく」ということで、その3つとは下の方針で決めておきます。

1. 載る可能性は高くないが、できたら載せたい。いわば「超一流誌」
2. たぶん大丈夫だと思うが、必ず載せてもらえるレベルではない。「まずまずの雑誌」
3. あまり読者も多くないが、とにかく発表したことにはなる。「間違いなく載せて貰える雑誌」

たとえば、私の専門の麻酔学の雑誌では、たいていの英文誌は2のレベルで、あるいはせいぜい1と2の中間レベルです。しかし、場合によって、“New England Journal of Medicine”や“Nature”や“Science”や“Cell”に載せたいと思う場合もないわけではないでしょう。これが1です。

投稿に関して私は頑張りのきかない性質で、さっさとあきらめて3に投稿した論文が多数あります。特に、自分の研究者として初期の時代はパソコンが使えず、タイプライターを自分で打っていましたから、それも頑張りを妨げる要因として働いたと感じています。

この考え方は、審査（査読）の厳しい英語雑誌では特に重要ですが、しかし、日本語雑誌にも当てはまります。少し論文を書きためると、「書いたけれど発表できない論文の原稿」が必ず手元に残るようになります。

それはもったいないので、下のレベルでもよいからぜひともどこかに発表するように心がけて下さい。

インパクトファクターのルール

本書の読者が「インパクトファクター」を気にするのは、少し先のことかもしれませんが、この指数は「特定の雑誌の論文がどのくらい他の論文に引用されているか」ということを示すものです。具体的には、過去2年間に、その雑誌をとって、「論文が引用された回数B」を「引用されてしかるべき論文数C」で割った比率がIF（インパクトファクター）ですから、

IF＝B/C

ということになります。もっとわかりやすく言うと、「すべての論文が1回ずつ引用されていればその雑誌のインパクトファクターは1」です。たとえば、論文が100あって、引用数も100回ならIF＝1となります。

上に述べた「載る可能性は高くないが、できたら載せたい超一流誌」のインパクトファクターは20から30というレベルなのに対して、通常の学会誌は1桁の数でそれもだいたい5以下です。

論文を投稿する場合、なるべくなら数多くの人に読んで欲しいので、その場合に「引用の数」は具体的な数値ですから、インパクトファクターは「よく読まれる雑誌」を示す指標になります。

〈参考文献〉

諏訪邦夫訳「学者として成功する法」（LM McCabe & ERB McCabe. How to Succeed in Academics. 1999, Elsevier Science）、 総合医学社、東京、2002

3

完了して次の仕事に進みたい

この項目では、論文を書き上げて投稿するまでの時間の要素を検討します。

すぐ投稿するか少し待つか

論文を仕上げてから投稿するまで、1年間ねかせて熟成させる方がいらっしゃるようです。その考え方自体は理解できます。

私自身は、仕上げたものは早く投稿して「手を洗って」他の仕事にかかりたい気持ちが強いので、このやり方をとりません。熟成させる方は、仕事を「並列で進める」ことが得意なのだと推測します。私はそれが苦手なのでしょう。

私のような性質の人間では、特に速度が重要な要素だと感じています。これは、生来の性質であって、変更はききにくいのですが、それでも努力で埋め合わせできる場合もないわけではありません。少なくとも、結果的に、「ねかせて熟成」させることになった経験はあります。ダメといわれて放置しておいて、ある時何かの機会からふと思い立ってやり直してうまくいったというようなことです。

こういうのは、論文に限らず人生百般に言えることかもしれません。それにしても、自分がどちらに属するかを見極めることはたぶん有用でしょう。

この点は、論文執筆と投稿の態度に関してはもちろんですが、もっと本質的に自分の業務・専門とする研究の領域なども関係するかもしれません。

たとえば、自分独特の研究手法や測定法を開発してそれを他の人が使うことがないという条件なら、投稿や発表を急ぐ必要はありません。しかし、逆に誰でも手に入る薬物や分析法を使い、自分独自のアイディアで特殊な知見を得た場合、他の人が類似の研究発表をしない理由もないのですから、急ぐ必要があります。その場合は、「熟成」などと言って待つ余裕はないかもしれません。

精神のスタミナ

論文発表と関連して、「精神のスタミナ」ということを考えてみます。

大量の作品を長期間にわたって発表する場合、身体のスタミナが必要ですが、同時に「精神のスタミナ」も重要でしょう。学者・研究者の場合、仕事を論文として発表できる点は、実は大変にありがたいのです。それと較べると、文学者や芸術家の中には、たくさんの作品を生み出しながら結局世に知られずに終わった人、作品を発表しないまま亡くなった方が多数いるに相違ありません。作品のほんの一部しか発表できなかった例や、死後有名になった例も少なくありません。そういう人の場合、「評価されなくてもめげることなく製作を続ける精神的スタミナ」にも感心します。

作曲家のブルックナーのことを別に説明しましたが、膨大な数の巨大なオーケストラ作品を書き続けながらほとんど演奏されず苦悩し、しかもそれを続けた精神のスタミナには驚嘆を感じます。

私自身は飽きっぽい性格で、こういう人たちのもつ「精神のスタミナ」が自分には欠けていると分析していますが、だから一方でいろいろなことに手を出す要素にもなったのかもしれないと、ポジティブにとらえることにしましょう。

外科医のスタミナに感心

私は麻酔科医なので外科系医師とつきあう機会が多いのですが、その経験で手術をする人たちの「精神のスタミナ」に感心させられることが少なくありません。そうして、「とても自分ではできない」という気持ちにもなります。手術は、一般の仕事と違って、「今日はここまでで後は明日にしよう」というのはむずかしい場合が多いのですから。

例えば、始めから10時間を越えることがわかっている手術に挑戦するというのは体力よりも気力の維持がきついでしょう。あるいは、AとBとが必要なことがわかっている手術で、Aの処置を終えて次のBの部分は別の術者にまかせると予想していたら、自分でBの処置にかかるとかいうスタミナは凄いと思います。

ずっと以前の1972年のサンディエゴ（アメリカ、カリフォルニア州）でのことです。脳神経外科医が20時間＋31時間という長大手術を施行するのに付き合いました。麻酔担当はたぶん7、8人がかりで、私はその1人でした。患者は19歳のカレッジの学生で、病気は脳静脈奇形です。1回目は、教授が1人で頑張って終わらず、2度目ははっきりと2チームつくって、8時間交代で行いました。それが31時間のほうで、朝から開始して終了は翌日の夜でしたから、つくづく長かったのを覚えています。この手術は1980年頃のギネスブックに「世界最長の手術」として載っていましたが、現在ではもっと長いものに入れ替わっています。

ちなみに、この患者は完全に元気になって退院しました。

第7章

査読に答える

1

査読とは何か：全体と個別と

論文を投稿すると、「査読」を受けます。このプロセスを経て論文はようやく印刷になります。雑誌の種類によりますが、「投稿論文はすべてフリーパス」ということはありません。

査読というのは、投稿された論文をその領域に詳しい人が読んで、論文の内容に間違いのないことをチェックするメカニズムです。さらに、一部の雑誌は掲載できる頁の割に投稿論文の量が多いので、品質の面では良好でも読者の興味などの点から掲載を拒否せざるをえない場合もあるのは当然です。

査読のメカニズムと担当者

学会誌の場合、査読者は通常2人で担当し、さらに編集長も眼を通しますから、査読者は合計3人です。編集長の名前は公表されているのに対し、2名の査読者はふつうは匿名です。学会誌の編集委員会は多数の専門家を査読者としてプールしており、その中から投稿された論文をチェックするのに適当と思われる人を選びます。つまり、2名の査読者は投稿論文をチェックするだけの素地が必要なので、編集委員会は当該論文に近い領域の専門家を選び、査読者は自分の基礎知識や認識に基づいて論文を評価します。これに対して、編集長の立場はもう少し高所からものをみて、論文の質と同時に査読者のコメントが妥当か否かにも気を配ります。時には、「査読者はAと述べているが、これは厳しすぎるようだから無視してよろしい」というような編集長の寛容なコメントがつく場合もあります。

商業誌の場合は、専門家のプールが小さいので査読は一般にゆるくて、編集委員の1人か2人が簡単に査読します。したがって、あまり細かい注文がつくことはまれですが、時にはその編集委員が偶然その論文の領域の事柄を熟知していて、詳細なコメントや注文をつける場合もあります。

査読の内容

査読の内容は、投稿者に戻されるものと編集者あてのものに分かれ、後者は投稿者の目には触れません。投稿者に戻される部分は、全体的な評価や疑問と、論文の個々の箇所の問題点の指摘などに分かれます。

例1：「この論文はAの事柄をBの手法で調べたもので、この種のテーマにBの手法を適用したものはほとんどない。優秀である」

これは論文全体へのコメントです。

例2：「本論文の測定の箇所に、『Cの測定には電極法を用いた』となっている。しかし、Cの測定に電極を用いる手順は1種類でなくて、何種類か想像できるのでもう少し詳しい説明が必要である」

こちらは論文の特定部位への注文です。

査読への回答

査読を受け取ったら、必ず全体と個別とを分けて回答します。全体と個別とは、査読者が明快に分解してくれることが多いものですが、そうでなくても、明快に分けたほうが回答も容易であり、優れた回答になりやすいものです。

さらに、追加実験や大幅な書き換えを注文された場合は別として、通常はできるだけ短期間に回答を送るルールで、期限を切ってくる場合が多いでしょう。さらに、その改訂を含めた新しい原稿を作成して回答と一緒に送ります。

当然のことながら、査読者のコメントにはていねいに回答すべきで、乱暴な答え方や無作法な答え方は避けるのが礼儀ですし、最終的な採用の可否にも影響します。

上記の2つのコメントに対する回答の例を書いてみます。

例1への回答：こちらは必ずしも回答の必要はありませんが、論文執筆者の意図をしっかり把握して褒めてくれたのですから、お礼を言えばよいでしょう。

「査読者の把握と評価にお礼を言います」とでも

書けばよいでしょう。

例2への回答：こちらは、質問の内容が明確なので、回答も同様に明快な必要があります。

「原論文の原稿では『Cの測定に電極法を用いた』としたが、査読者の指摘の通り、これだけでは不十分なので、改訂した原稿では測定手順を詳しく説明した。基本的には、Cの濃度をCを特異的に検出する電極を用いて測定したものである。なお、この測定法の妥当性を証明したわれわれの論文は、原論文投稿の時点では『○○誌原稿受理済み、掲載予定』だったので参考文献リストにもそう記述したが、その後印刷されて発行されたので、改訂の論文原稿には当該誌の巻号頁などのデータを加えた」という風に具体的に記述します。

査読は、当初はつらく感じるかもしれません。指導者や上司と相談して、じょうずに答えて下さい。いってみれば「知らない人との付き合い」で、慣れてくると楽しい経験もします。

査読が完了して、原稿が戻されるのは早くても1カ月、遅い場合は半年くらいもかかる場合があります。平均で2カ月というところでしょうが、ある程度は雑誌の方針もあります。

比較的まれですが、査読の結果「このまま掲載します」という返事で、著者側は拍子抜けすることもあります。

2

何とかして追加の実験を逃れる

論文を投稿して、単にコメントや質問がきてそれに回答するだけにとどまらず、査読者が「○○の条件で実験を追加するように」と述べてくることがあります。この要求の扱いは、必ずしもやさしくありません。

追加実験要求への選択の幅

追加実験を要求された場合、論文執筆者側にはいくつかの選択の道があります。

1) 受け入れてその通りに実験する。
2) 一部受け入れて実験するが「言う通りに全部」は実験はしない。
3) 何とか言い訳をして追加実験を逃れる。
4) 堂々と正面から議論して、追加実験は不要と相手を説得する。
5) 追加実験を要求されないで済みそうな雑誌に変えて投稿し直す。

他にもあるかもしれませんが、私が考え付くのはこのくらいです。

対応にどれを選ぶかは自分の都合や考えだけでな

くて、査読者のコメントの具合にもよります。編集者も含めて3人の査読者が一致して追加実験を要求するようなら、その要求に妥当性がありそうですから、1）に近い反応をとることになるでしょう。逆に、3人のうちの1人だけが追加実験を要求していて、他の2人は現在の論文をすでに受け入れているのなら、3）か 4）の方法で済むかもしれません。あるいは、編集長に手紙を書いて、「追加実験要求」の度合いを問い合わせるのも不可能ではありません。

あるいは、追加実験を要求する文章のトーンを判断して、それが強い要求なのか、「できることなら」というような軽い要求なのかがわかる場合もあります。下のは、逃れようとする努力です。

例1：「査読者Bのコメントでは、○○の条件での追加実験をサジェスチョンしている。しかし、それは原論文の実験条件にすでに含まれているもので、追加実験で得られる情報の上乗せ部分は重要度が高いとは思えない。したがって、追加実験を行わないままに査読のその他のコメントを考慮した上で原稿を改訂した」

例2：編集長からの手紙に下のように書いてあるので、論文の書き方にちょっと手直ししただけで採用になった場合もあります。

「査読者Bは、○○の条件での追加実験を注文している。この要求は、科学の問題としては妥当とは思うが、原論文の実験条件だけですでに優れた論文として構成されており、査読者Bの要求する条件での追加実験はむしろ新しい実験と考えてよさそうである。したがって、私は著者がぜひこうした実験を真剣に考慮することは期待したいが、原論文はこのままで採用に値すると考える」

これに対しては、下のように返答します。

「編集長のご配慮に感謝します。研究グループとしても、査読者Bの示唆をうけて次の研究プロジェクトの1つとすることを真剣に考慮します。今回の論文自体には､そうした点は特に触れませんでした」

「次の研究の予定」などは書かないのが論文執筆のルールです。

以上は、3）に当てはまりますが、特に苦しい言い訳は要しなかった例です。

査読の注文への腐心には私自身もいろいろな経験があり、いろいろに対応しました。実験追加が不可能に近かったので、何度か交渉しましたが結局あきらめて5）の方法をとったこともあります。

私の経験のうちで、1）に近い方法をとった経験を少し詳しく述べます。骨は折れましたが、結果的に後になって感謝しました。

1970年頃の経験

1969年末に、肺のガス交換の問題をはじめてコンピュータで解きました。パソコンが始まるよりずっと以前の大型コンピュータの時代で、アメリカでの事柄です。それを1970年春の学会で発表して、すぐ雑誌に投稿しました。内容は、肺のガス交換を通常の定常流モデルでなくて、往復換気モデルとして呼吸サイクルによる変動を検討したものです。

最初の原稿では、死腔（気道の存在）を無視し、さらにその時点で慣れていた二酸化炭素だけを対象として解析しました。二酸化炭素解離曲線は動作点の幅が狭く、研究の範囲では直線とみなせるので、計算が簡単に済みます。

これに対して、査読者から「酸素を組み合わせること」と「死腔の作用も加えること」という注文がつきました。査読者の説明は合理的でしかも「ぜひやりたまえ、やらないのはもったいない」というニュアンスでした。

当時の私は30歳を少し出た程度で若くて元気があったのも大きな要素でしょうが、査読者の文章が「厳しい注文」というよりは「若者を励ます」トーンで書かれていた点も、納得して仕事を追加した大きな要因であったと感じます。

この研究は実験ではなくてコンピュータによるシミュレーション研究でしたから、行ったことも実験ではなくて計算の追加でしたが、それでも内容は格段に複雑になり、追加の勉強も必要でした。たとえば、ヘモグロビンに対する酸素と二酸化炭素の結合の相互作用（ボーア効果とホールデン効果）なども しっかり勉強し、特にその定量面までマスターしました。プログラムは数倍も大きくなりました。

そうした仕事の追加も含めて当初の予想よりは長くかかり、最終稿を投稿したのは1971年末、つまり最初の投稿から1年半以上後で、論文として印刷になったのは1972年半ばでした。しかし、結果的には充実したよいものができて満足しました。

後になって考えると、あの査読者のサジェスチョンがなかったら、移り気な自分は別の仕事にかかってしまった可能性が高かったでしょう。その後コンピュータをつかった数々の解析を行いましたが、それは査読者のこのサジェスチョンのお蔭も働いていると感じました。

「追加実験」の要求に応えることで、結果的にいい思いをすることもあるという例です。

第8章
完成した論文のその後

1

校正：面倒だけれど嬉しい仕事

論文が無事に査読を終えると、いよいよ「掲載決定」という段階になります。その時点では、多分どの号（何月号）に掲載されるかは著者にはわかりません。

しばらく経つと、編集部から「校正刷り」が送られてきて、校正して送り返すことになります。大抵の場合は割合に期限がきびしくて、はじめての人にはけっこうむずかしくてしかも忙しいかも知れません。

現代では、電子投稿（フロッピィやメールによる）も増えたので単純な誤植は減る理屈ですが、しかし、特殊なシンボルや数式などは著者の書き方と編集部の方針が異なる場合もまれではありません。論文の内容によっては、雑誌社や印刷所が慣れない場合もあります。たとえば、私のように呼吸器や血液ガスの領域にいると、“Pa_{0_2}/lr” のような下付き数字や “$\mathrm{P{\scriptstyle A}}_{0_2}$/lr” の “A” のような少し小さい大文字などの扱いがむずかしく、原稿ではいい加減に済ませたのに印刷所が気を利かせたり、逆に原稿ではかなり厳密に配慮したのに印刷所が誤ったりします。それから、私の場合は論文にときどき数式を入れることがあって印刷所を悩ませ、当然校正の際には自分が悩みました。

校正の原則：原稿の修正は不可

校正原稿には、「校正の仕方」を示す簡単なパンフレットがついてきます。「校正のしおり」というような題名がついているでしょう。慣れないうちは、これをみながら丁寧に慎重に行って下さい。

校正の際の修正は、原則として「赤字で」行います。それから、校正は印刷されたものに行うので、一緒に送られてくる原稿は参考のためですから、そちらを修正してもむだです。

それとは別に、校正の段階で「原稿に手を入れてはいけない」ルールを知って下さい。文章などを直してはいけないので、この段階で原稿を直すことは原則として許されません。「投稿した最終原稿で受理された」のですから、その後には著者といえども修正する権利はありません。実際にはちょっとだけ直したい気持ちが起こるかも知れませんが、注文の通りにはならない可能性もあります。

校正の際に手を入れることの許される場合が一つだけあります。自分自身や仲間の論文を参考文献に入れて、最終投稿の時点では印刷の頁が決まらずに「印刷中」としていたが校正の段階では頁が決まった場合は、そのようなメッセージをつけて頁数を入れることが許されます。

校正が完了したらできるだけ早く送り返しましょう。その際は、印刷に校正したものと原稿との両方を送り返すルールです。

送り返す前に、校正刷りのコピーをとっておくと便利なことがあります。校正してから実際に論文が印刷されて手元に届くまでには何ヶ月かかかり、その間はこの校正刷りが自分の論文の最終の姿ですから、そのコピーがあるのは有用な場合もあります。

校正刷りの返送の際は、別刷の必要数も知らせるのがふつうです。別刷は少数は無料でつくってくれる場合もありますが、欲しいのが多数部なら当然有料です。

2

別刷請求

最近は、インターネットに論文が掲載されるようになり、雑誌を予約している読者あるいは所属の機関の図書館がその雑誌を定期購入している場合は、論文自体を電子的に読めます。したがって、「別刷請求」というのは減ったようです。

別刷：請求のメカニズムと意義

別刷というのは、論文が掲載されたその部分だけを特に抜き出して数頁のパンフレットをつくるものです。大抵は有料ですが、さほど高価ではありません。日本の雑誌では特定部数（たとえば20部か30部）までは無料で、それ以上は有料という場合もあります。

論文が読者の興味を引く内容の場合、読者によってはその別刷を手元におきたいと考えるでしょう。その場合に、「○○誌の×巻△頁に載ったあなたの□□というタイトルの論文の別刷をお送り頂きたい」という意味の請求を出します。別刷請求を多数出す人は、雑誌名と巻号頁とタイトル名のところだけを空欄にしたはがきを準備しておいて、それを次々に著者宛に送る人もいます。私自身も、ほんの短い期間ですが、そんな努力をした時代もありました。

別刷請求を受け取った人は、別刷が手元にあれば、1部送付してあげるのが、これも習慣ないしは礼儀です。別刷請求する人は熱心な読者と予想されるので、「読んでいただければ幸い」という意味のコメントをつけてもよいでしょう。

実際、別刷請求が多数届くのはうれしいもので、いってみれば「自分の論文が多数の読者を得た」という証拠です。手元の別刷では不足になって、急いでコピーを何十部もつくって発送した経験もあります。

なお、別刷のうち数部は必ず手元に残しておく習慣にして下さい。のちのち、たとえば専門医資格の請求に必要になりますから。

それにしても、論文の数が増えたのに比較すると別刷請求とその送付の数は逆に大幅に減っていると推測します。電子的に読めるものを、わざわざ手順と時間を費やして入手するのは不合理ですから。

3
論文執筆と研究費申請の関係

本書を読む方は、現時点では「研究費申請」ということをたぶんまったく知らないか、少なくとも強くは意識していないでしょう。実際、知っている必要もありません。

研究費と論文の関係

論文を書くことは、実は研究費と密接に関係しています。研究費なしでは研究を進めることは困難であり、研究費なしでは論文発表も困難なものです。

研究を進めるにあたって、いろいろなステップで自費を使うことは避けられません。しかし自費「だけ」で行えることにはすぐ限界がきます。一般論ですが、研究はそれくらいお金がかかるもので、何らかの研究費付与がないと長期に研究を続けることは不可能です。もっとも、何事にも例外はあるので、そうでない場合もあることを否定はしませんが。

ともあれ、研究の最初の頃は、自分では意識しないかもしれませんが、指導者が実は研究費も面倒をみているのが通例です。

論文発表の活動が活発になると、指導者だけに頼るわけにいかなくなり、自分で研究費を稼ぎ出すのが重要な仕事になるかもしれません。その際に、論文を書く活動は研究の進行と密接に関係し、それと研究費申請とも密接な関係が生まれます。

研究と論文との循環

簡単に言えば、研究費を申請して研究を実行し論文を発表するというのがわかりやすい循環の関係です。図式で書けば下のようになります。

研究をプランする→研究費を申請する→
研究費を受ける→研究する→
論文で発表する→次の研究をプランする

このような動き方がふつうのイメージですが、実際にはなかなかこうはいきません。その理由はいくつかあります。「うまくいかない要因」を列記してみましょう。

1）最初にプランして申請しても研究費はもらえない

研究の初期の段階では、研究とは何かがよくわかっていなかったり、研究経歴が乏しかったり、発表論文リストが貧弱だったりします。そうすると、申請の仕方に間違いがあったり、申請を受け取った側がそれを受理して研究費を支給することに逡巡するかもしれません。

たいていの場合、「研究経歴の乏しい若手研究者用」という研究費のカテゴリーがあって、少額ながら研究費を支給してくれますが、それはそれで厳しい競争です。

2) 研究費を受けてから、もらって研究して、論文発表までの期間が短すぎる

「1年限りの研究費」の場合、この問題は恒常的に残ります。学術振興会の科学研究費（いわゆる「科研費」）の場合、前年度のうちに提出した研究計画に対して5月か6月には決定の通知がきますが、実際にお金が使えるようになるのは秋です。そうして、新年になると研究報告書を書かねばなりません。実質的には半年もありません。何年かにわたる研究費の場合は制約がゆるくはなりますが、その場合でさえも年次計画は明確にしておくのが恒例ですから、基本の条件は似ています。

したがって、研究の進め方は上記のようにはいかず、実際には、

研究する→論文で発表する→
その研究を基礎に次の研究をプランする→
研究費を申請する→研究費を受ける→
研究する→論文で発表する→
次の研究をプランする

という循環になるのがふつうです。

そういう意味で、最初の数編の論文発表というのはたいへんに重要なことを知っておいて下さい。

4
論文執筆から著書へ

本書は「論文の書き方」ですが、論文の発展したものとして「著書としての発表」の問題に触れます。

本書の読者ではじめから「著書執筆」を意識して本書を手にした方は少ないでしょうが、一方で「いつかは本を書きたい」とお考えの方は案外多いのではないでしょうか。「本を書く」ことはそのくらいに魅力のあることですから。

二重の困難

著作を著書として発表するには二重の困難のあることをまず知ってください。出版社を説得することと読者を得ることの2つです。

著書の場合、第1の「出版社を説得」がなかなかの難関です。論文の場合も、査読者との格闘が必ずしも容易ではありませんが、それでも論文は「事実と論理の闘い」ですから始末が良いとも言えます。

ところが、原稿を書いて出版社に評価を頼む場合、裏には論理があるとしてもそれは「出版社の論理」であって、科学の領域とはすれ違いです。少なくとも表面は、「闘い」というところまでいかず、原稿を提出しても「残念ながら当社には適切でないので」

と断られるのが通例で、「なぜ気に入らないのか」、「どこが具合が悪いのか」、「手直しすれば可能性があるのか」などを教えてはくれません。この点は論文の査読とはまったく違います。

もうひとつは「読者を得る」問題です。人によって考え方は違うでしょうが、私自身は「読者を得る」問題をあまり重要視しないことにしています。「書きたいことを書く」、「発表したいことを発表する」というのを基本にします。「読者を得る」に越したことはありませんが、「自分の意欲」が研究も執筆もエネルギーの源泉であり、その点に関してはあまり妥協したくありません。それにしても、読者を得なければ出版社はのってくれませんし、1冊は出せてもそこで止まります。

出版社の誘いに乗る

その道のオーソリティならもちろんですが、学会発表や論文をいくつか繰り返し、解説や総説を少し書くと、出版社がそれを眼にとめて、著書執筆の依頼があるかもしれません。そうした誘いや依頼にはぜひ乗るべきだと私は考えます。

こういう依頼を受ける場合、上に述べた「出版社を説得」という難関、たぶん最大の難関がすでに突破できているのですから、著作がものになる可能性はずっと大きいからです。機会を見逃すべきではありません。次の機会がくるとしても、それは何年も十何年も後かもしれませんから。

医学書と一般書の差

「誘いや依頼に積極的に乗る」ことをお勧めする理由がもうひとつあります。医学を含めて専門的な書籍の場合、書いたものを出版社が大幅に直すことは、ほとんどありません。「てにおは」は直されますが、基本構造や内容自体の修正を要求されるのはまれです。つまり、一度依頼を受けてしまえば、「書きたいことが書ける」のです。

理由は単純で、内容は専門的なことですから、出版社の編集者でも詳しくはわからないことが多いからです。ですから、内容まで踏み込んで直そうとは試みません。

一般書の場合は少し違います。依頼自体がまれでしょうが、たとえ依頼で書く場合でも大幅な書き直しを要求される場合も少なくありません。一般書は「一般読者にわかる」が条件ですから、編集者自身が十分に理解できる必要があり、それだけに編集者が注文をつけられるからです。

私自身の経験を簡単に述べると、私が初めての著作『血液ガスの臨床』執筆の依頼を受けたのはたぶん1975年頃のことで、それがありがたいきっかけになりました。私の場合、もしこのきっかけがなかったら、本を書くという経験は大幅に遅れたろうと想像します。

一般書の場合はもっと愉快な経緯で、中公新書の『パソコンをどう使うか』は、『ナースのためのパソコン入門』というまったく売れなかった私の本を、著名な経済学者が偶然手にして私に執筆を推薦して下さいました。この方とは、メールや年賀状は交換していますが、今のところお目にかかる機会はありません。しかし、その後一般書を何冊か出版できているのは、この本が大きな推進役を果たしています。

ともあれ、読者の方はぜひ論文をたくさん書き、やがて本も書くつもりで頑張って下さい。

おわりに

論文を書く本が無事に終わりまで到達できたでしょうか。論文というものが、論文の書き方や楽しみ方が少しはわかったでしょうか。「これなら自分にも何とかなりそう」という感じですか。それとも、「こんな面倒なことはごめんだ」という感じでしょうか。

始めのほうで、「論文は専門医の資格のため」ということを書きました。実利的な意味ではその通りですが、しかしやはり論文は書くこと自体がおもしろい、楽しいものです。各種の技芸や、芸術活動や、スポーツと同じように楽しいと思います。その上に、成果が眼に見えて残るのが素晴らしいと感じます。

スポーツの練習がつらいのと同様に、論文執筆のある段階はつらいかもしれません。しかし、つらい段階を乗り越えるのは楽しいことで、しかも高いところに立って遠くが見えるようになり、言ってみれば山登りのすがすがしさが味わえます。

その楽しさぜひ味わって下さい。
それではよい船出を！

2005年秋

帝京大学　諏訪邦夫

【著者略歴】

諏訪　邦夫（すわ　くにお）

1961 ● 東京大学医学部医学科卒業
1962 ● 東京大学医学部麻酔学教室入局
1963〜66 ● Massachusetts General Hospital麻酔科レジデントおよびハーバード大学助手
1967 ● 東京大学助手、医学部麻酔学教室
1969〜72 ● カリフォルニア大学助教授、サンディエゴ校医学部麻酔学教室
1973 ● 東京大学助教授、医学部麻酔学教室
1982、84、88、92 ● コロンビア大学客員教授、麻酔学
1996 ● 帝京大学教授、医学部麻酔学
2002 ● 帝京大学教授、八王子キャンパス

論文を書いてみよう！　〈検印省略〉

2005年11月15日　第1版発行
2006年10月20日　第1版第2刷発行
2008年7月1日　第1版第3刷発行

定価（本体1,800円＋税）

著　者　諏訪　邦夫
発行者　今井　良
発行所　克誠堂出版株式会社
〒113-0033　東京都文京区本郷3-23-5-202
電話（03）3811-0995　振替00180-0-196804
印　刷　株式会社シナノ

ISBN978-4-7719-0303-6 C3040 ¥ 1800 E